民国
中医
文献

养生丛录　却病延年长生术

静观生　编　　萧屏　著

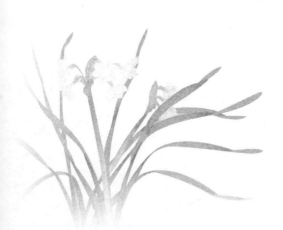

上海图书馆
上海科学技术文献出版社

图书在版编目（CIP）数据

却病延年长生术·养生丛录 / 萧屏著，静观生编 . —上海：
上海科学技术文献出版社，2013.10
（上海图书馆馆藏拂尘中医文献）
ISBN 978-7-5439-5765-7

Ⅰ . ① 却… Ⅱ . ① 萧…② 静… Ⅲ . ① 养生（中医） Ⅳ .
① R212

中国版本图书馆 CIP 数据核字（2013）第 026191 号

责任编辑：熊　倩　张　军
封面设计：赵　军

却病延年长生术·养生丛录
萧　屏　著　静观生　编
出版发行：上海科学技术文献出版社
地　　址：上海市长乐路 746 号
邮政编码：200040
经　　销：全国新华书店
印　　刷：常熟市人民印刷厂
开　　本：890×1240　1/32
印　　张：4.25
字　　数：85 000
版　　次：2013 年 10 月第 1 版　2013 年 10 月第 1 次印刷
书　　号：ISBN 978-7-5439-5765-7
定　　价：25.00 元
http://www.sstlp.com

出版说明

　　方剂是祖国传统医学宝库的重要组成部分,是中医学"理法方药"体系的有机构成,是中医临床各科的基础之一,是治疗疾病的主要手段,更是学习中医学的必修科目。其作为中医学在 21 世纪的重要发展方向之一,近年来也受到越来越多的专家学者和临床医师的重视,成为中医药发展的前沿学科。

　　中医方剂学历史悠久,据《全国中医图书联合目录》记载,从晋唐至今的方书就有 1950 种之多,并且随着社会、学术及疾病的发展而代有发展。先秦至两汉是方剂学的萌芽形成时期;至魏晋隋唐,随着社会政治的安定、文化经济的繁荣,方剂学也进入了快速发展的繁荣昌盛时期;宋至金元,中医药学术研究蔚然成风,从不同角度阐幽发微,创新发挥,多补前人所未备;明清时期,方剂学研究无论在深度还是在广度上较之前代均有长足的进步,同时外用方的发展也已达较高程度,无论在理论还是在制剂研究方面,均日臻成熟完善。晚清以降至民国时期,西方医学思想逐渐渗透,对中医学产生了强烈冲击,并从根本上动摇了其学说基础,自此中医方剂学的发展走向了"中西医汇通"的变革之路。民国时期的西医东进形成了我国医学史上承上启下的重要时期,大量传统医方因时局混乱流散于民间,其中有未经广泛验证的偏方,也不乏行之有效的民间验方,经当时的医学组织或个人汇编成册,几经辗转流传至今。

"医圣"张仲景曾云："勤求古训，博采众方"，足以见得"古训"及方剂对医家之重要。清代及之前的方书，迄今整理已颇完备，而民国时期的方书，尽管距今不过百年，然有不少已不易看到。有鉴于此，我们从尘封于图书馆的民国中医文献中，发掘出一批特色鲜明的方书予以整理，重新出版，庶几既保存稀见文献，亦备临床应用之参考，同时促进中医学学术研究之发展。

鉴于民国时期的出版物情况极为复杂，此次整理，我们在尽量保存文献原貌的原则下，为便于当代读者阅读利用，对文本进行了一些必要的技术处理，主要包括以下几方面：

一、原书为繁体直排，今统一改为简体横排。

二、原书中不少字词的使用或不符合今天的规范，或与当下的习惯用法有所区别。为保存历史文献原貌计，在整理过程中，对原书中的异体字尽量予以保留，仅将特别生僻，或会产生歧义、影响阅读的异体字改为规范通用字。

三、除异体字外，原书文字尚有不少误植之处，脱字、衍字也时有所见，编者在整理过程中对此类讹误予以直接修正。对于疑似有误或读来费解之处，则以脚注形式指出，留待高明研判。

四、原书句读较为混乱，今按现行标点符号使用规范进行断句标点。另原书中的双行小字，今改排单行，以别种字体字号与正文相区分。

五、原书目录与正文标题多有出入，若无重大差距，原则上两者均不作改动，只在其中明显有误处进行必要修正。

六、原书中药名称及中医名词术语一般改通行之名，如

"黄耆"改"黄芪"、"蛇退"改"蛇蜕"、"瘾疹"改"隐疹"等。

七、原书中经常出现的指向性方位名词"左"、"右",在横排图书中当为"下"、"上"之意,如"左药"、"右药"即表示"下药"、"上药"。

八、为保存著作原貌,书中所用药物计量单位均予保留,如有需要,请参考附录"中药计量新旧对照换算"。此外,原书中有些文字读来颇令人费解,部分药物现时也不予使用,另外兼有些许用药涉及国家保护动物,编者受学识所限,不敢轻言有误,药方疗效亦不可断言,今为保持原貌,不予改动,请医者在使用时自行判明,切忌生搬硬套。

作为出版于 20 世纪初的医学文献,其囿于时代局限,对于某些医理、药理的阐释,在今天看来难免不无欠缺甚至讹谬,故敬请读者使用时慎重鉴别,尤其应以中医专业人士的指导为准。

编者水平有限,整理过程中难免有疏漏或处理失当之处,恳请读者批评指正!

目 录

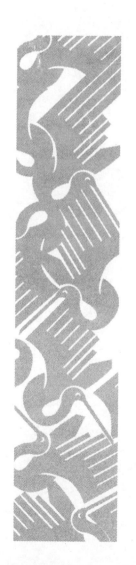

却病延年长生术

萧 屏 编

却病延年长生术序

　　祖父寿者,其子孙恒寿;祖父夭者,其子孙恒夭。信遗传之说者,类能言之。然天定者固能胜人,而人定者亦可胜天。以吾身秉赋之羸弱,至今日而巍然犹存,可以为证矣。吾曾祖云门公三十六岁卒,吾祖季荣公四十岁卒,吾父子和公亦三十六岁卒,祖母谢二十八岁卒,母吴四十二岁卒,惟曾祖母乃寿近七旬。吾先天既薄,生而羸弱,自孩提以至成人,几无日不在疾病痛苦之中。顾少小颇喜阅书,一日阅劝善之书,内有论卫生一条曰:"死生固属有命,而卫摄得宜,亦可延年益寿。譬如护短烛于笼中,较置巨烛于风中者,光明为久"云云。始知寿年修短,亦可以人力增减之,于是乃立意卫生。尔时译籍尚未流行,不知欧西亦有长生久视之术。取作卫生参考者,医书之外,厥惟道书《天仙真理》、《道源一贯》、《参同契》、《悟真篇》,堆积案头,时加披阅。其中婴儿、姹女、黄婆、谷神、红铅、白雪之类,诠释既涉玄虚,真意难于了解,有时且疑系房中之术。阅书既杂,无所适从。

　　戊戌之后,西学盛行,制造局、广学会出版之书到处皆可罗致,又得窥西人之医学及其卫生术,因其辞质义明,较然有可下手之处;向所披阅之道书,遂不复寓目,一以西书之理法为依归。迨后阅历较深,觉西人医术卫生理法诚精,而土地有燥湿寒燠之分,人身有老少强弱之异,削足适履,未必遂无流弊。乃主张以人身土地之宜否,为西法弃取之标准;而有益无损之中国旧法,亦参用焉。

迩来二十余年矣，心身日健，儿女成行，所谓人定胜天者非欤？朋侪以吾于卫生之学确有明效，咨询者渐多，乃以己身行而有验者笔之于书，以代口答。阅者须知视人身土地之宜否以为西法弃取之标准，乃吾书之主旨，取其意而不泥其法，斯得之矣。

民国五年九月望日萧屏自识

目　录

第一章　静　坐

静坐一法，吾国儒释道三教皆有之。《大学》之"知止而后有定，定而后能静，静而后能安。"周莲经之主静立人极，朱晦翁之半日读书、半日静坐，达摩之面壁九年，紫阳（宋时道家，非朱子也）之危坐终日，皆是也。

以故吾国历代多讲求静坐之人，虽未必白日飞升，而年臻耄耋者，往往有之。

吾年十四五得气喘证，就诊为尚昌万友石先生。先生诊脉毕，谓吾曰："此系肾不纳气，病在先天，非药石所能奏效。今有一术，名曰静坐，可以治不治之病，子曷试之？"乃求得其术，归而习之，数月病愈。今行年且五十矣，旧病不复发，静坐亦未尝间断，上寿百年，或可冀也。惟先生所授者，多杂婴儿、姹女、活子时等道家之言，闻之不甚可解。吾彼时急求病愈，有方即试，闻静坐可以愈病，则日日静坐，不解之语亦姑置之。初以为买椟遗珠也，今读书稍多，见理稍明，始知向之不求甚解，盖得鱼忘筌矣。

吾戊戌以后，乃得读泰西之生理书及卫生书，其中亦尝尝言静养，与吾所闻于友石先生者初不甚远，信仰之心由此更进一层。近阅各种杂志，知日本士夫方议以静坐一科，列入中学以上课程中，以期普及；而其国之内务次官铃木充美、行政裁判所评定官肥田平次郎、早稻田大学校长高田早苗，皆由静坐而愈数十年之痼疾。吾国上海青年会干事谢洪赉君、商务印书馆编辑蒋维乔君、《中西医学报》主笔丁福保君，亦因练习静坐而获至大之利益。诸君近世贤达，取证不远，与他书所谓某人活数百岁、某人活数百岁、某人白日飞升之荒邈无稽不同。

吾著此书，意在以明白简易之言传播确实有用之法，使吾四万万之同胞咸登寿域，故道书中黄芽、白雪之玄谈固在所不录；即新芽中所谓姿势状态，亦不欲烦言。盖恐读此书者以为必如何之姿势状态方可静坐，而姿势状态究竟如何，未经师授，无从取决，或致生疑阻之心，不敢下手也。

静坐之法，宜扫除静室一间，室中不可多放什物，一案、一几、一榻。案上放卫生书一二部、笔、墨、纸、砚足用。几上茶具齐全，四壁张挂涵养性情之书画数事。榻上厚铺褥垫。每日清晨、中午、临卧，静坐三次。习静之初，每次以三十分钟为限。自量程度，以次渐加，能渐至一小时，其效见矣。

静坐时，双目似闭非闭，古语谓之"垂帘"，头微低，口紧闭，呼吸须由鼻孔出入。呼吸之气宜细静而长，不可有呼吸之声，古语谓之"胎息"，新法谓之"深呼吸"。胸微向外，臀微向内，躯干自直。吸气时胸满而腹转小，呼气时胸空而腹转大，此近人所谓"正呼吸"也。反之，吸气时胸空而腹大，呼气时胸满而腹小，则不合法矣。双足盘坐，或左足在上；或右足在上；或双足交盘均可，不盘而双足着地亦可。盘足过久，宜左右互换，以免痹麻。

此时心境宜随空而游泛，如不系之舟。若思虑纷挐，亦不必强制，但于自觉纷挐时稍一收摄，旋即放任，久而又久，妄念自可渐少。

儒者之念兹在兹，道家之存想黄庭，释氏之目视鼻端，皆袪除妄念之权法也。吾则以为妄念断难除尽，不如于时一收摄之中，仍寓纯任自然之意，以免强制过甚，转多流弊。古有因习静而成心疾者，则以思虑不能骤无，强制过甚，激动神经，遂致迷失本来耳。

或谓静坐之法亦甚平常，其效验何能长生？则应之曰：心意与肉体有密切之关系，内怀愧恶，颜为绯红，胸积牢愁，发成苍白，其明证也。静坐既久，能使意念专一，血脉流通，外邪不入，生意盎然，身内之心腹肾肠各全其功用而不受遏抑，自可以尽吾人之天年。据生理学者之统计，谓动物之生存期为其成熟期之八倍，人生二十五岁方能成熟，八倍之，应活二百岁。吾人果能尽天年而活二百岁，斯亦可谓之长生矣。

第二章 运 动

　　运动为动物普通天性,故愈喜运动之动物,愈有强健之躯干、活泼之性灵,大如虎、豹、狮、象,小至蜂、蝇、蚁、蝶,无不终日运动。猕猴一类,其程度较他种动物为高,其运动亦较他兽为多。如牛如豕,似乎不喜运动,实则其尾两旁摇曳,终日不息,躯干亦时时迁地,不过运动和缓,不似他种动物运动激烈而已。

　　人亦动物中之一境,故终日在运动之中。运动激烈,则筋肉发达、举动活泼,然往往有因运动太过,致成失血、怔忡等症者;运动和缓,则血脉流通、肤革充实,有百益而无一害,故世之讲求导引者,多享大年也。

　　惟人亦有不喜运动者,枯坐一室,生趣索然,此非生而如此,盖由自孩提以至成人,误以深居简出为珍卫之术,历时既久,成为第二天性,于是消化不良、神经不安,各种慢性病相继而起,淹缠岁月,以底于亡。即幸而能存,亦必奄奄一息、不能振作。盖既名之曰人,即有健行不息之天职;今安坐而不事运动,殆所谓逆天者亡也。

　　古之运动法甚多,如舞象、舞勺、习射、御车皆是。然皆视为艺术或礼仪之一种,而未知于身体上有何等之利益。

以运动养生,始见于《庄子》之"熊经鸟引"及华陀之"五禽戏"。魏晋以后,长生久视之说盛行,而所谓运河车、转辘轳者,大抵是运动法之一种隐语。道书中有曰:"此等小术,虽非金丹大道,若行之有常,亦可以多历岁月。"可见所谓祖师真人者,亦认运动合法,可以延年益寿也。

吾人一生运动,约分三期。第一期自初生至二十五岁,此期内喜动而不喜静,跳跃呼啸运动也,嬉笑怒骂亦运动也。第二期自二十五岁至五十岁,此期内秉赋强者,仍有跃跃欲试之精神;秉赋弱者,渐是不欲事事之形状。若能注意运动,以人事补天功,则体力可以迟老、心思仍可灵活。第三期五十以后,喜静之时多、喜动之时少,若系不讲卫生术者,则老态龙钟、日形颓放矣。

吾年十八九,作客广陵,寓于旧城三巷仲山伯祖处。其家有老仆名高升者,年已七十矣,饮啖极健,面目如四五十许,以精神壮旺,且有外遇。吾尔时大病初愈,医书道籍,罗列满前,以为世上真有神仙。凡人之举动奇异者,咸加物色。见高仆之年老而健,疑其或有神仙之术;而其外遇,殆即供其采补者。于是旦夕窥伺,觉其实有异人之处。盖每日早晚,紧键卧室门窗,高在内隐隐有手舞足蹈之状。吾问之,初不肯承,研诘再三,继以哀恳,不得已乃告吾曰:"奴少时亦羸弱,嗣遇一道流,授以引导之诀,遵行五十余年,身体乃愈老愈健。"吾求其术,渠曰:"现为郎君窥破,老朽亦无所惜,但须视吾如师,并须默思授术时形状。"吾一一承诺,渠于是手舞足蹈,教吾以引导之式。吾初得是术,以为真系不传之秘,朝夕演练,不轻语人;嗣阅某书,始知高仆所授者,即世传之"八段锦"也。

吾又有一次由广陵至京口，坐课船，乘客中有一人，布衣草履，貌清癯，目炯炯，望之如四五十许人，以手按摩周身，无片刻休息。异而叩之，自言曾应孝廉蒋介石，年七十五，将赴浙江朝普陀。问其按摩何意，则谓此术得之异人，可以延年却病。抵京口与之同寓，苦求传授，渠珍重其术一似高仆，而手法则与高仆大异，此即吾日常所行之"动功十则"也。

"动功十则"之目如下。

一托，二撑，三拉，四捺，五揖，六飞，七推，八摆，九扭，十荡。

所谓一托者，法将两手相叠，手置于胸前，手掌向上，用力翻转两手。手掌由向上翻至向内、向下，终于向外，则尽力向外推出，令两臂手如水平。少顷收转两手，至于胸前，是时手掌仍系向外，尽力由外翻之向下、向内，终于向上。于是分开两手，令手掌向上，手背与两肩相依，两肘向下，用力向上，如托重物然；托至不能再托，则以圆周式收转两手，仍叠于胸前。如此者三次。

所谓二撑者，法以两手叉腰，四指向外，拇指向内。左手舒齐五指，尽力向下，如拾重物然。此时两腿并不弯曲，下至不能再下，则收拢五指，作提重物状至腰、至肩，尽力上撑；撑至不能再撑则以圆周式收转左手，仍叉于腰间。右手亦如此式，左手四次，右手三次。

所谓三拉者，法以两手拱于胸前，然后尽力徐伸右手，同时左手如拉硬弓状，先拉后伸，尽力至于左方，于是以半圆周式向下方,仍拱于胸前。右手伸四次、拉三次,左手伸三次、拉四次。行此式时,又须注意一事,即左手向左拉时,左足亦应向左方展开,右手向右拉时,右足亦应向右方展开,其距离大约以肩宽为度。

所谓四捺者,法以两手交叉于胸前,手掌向上,然后尽力翻转两手,由向内至于向下,尽力捺之;此时两腿并不弯曲,捺至不能再捺,则收转两手,仍置胸前,是时手掌仍系向下,乃尽力翻转向上。如此者三次。

所谓五揖者,法以两手拱于胸前,以垂直方向尽力伸出于顶上,然后以半圆周式由顶上而伸至于脚尖,最后仍收转于胸前。如此者三次。

所谓六飞者,两足展开,与肩相齐,伸直两手,手如水平,于是徐徐蹲下,又徐徐踮起,如鸟之展翼而飞然。如此者七次。

所谓七推者,法以两手拱于胸前,两肘微向后,左手尽力推向左方,推时左足亦随之而左,右手略如拉弓而不伸直,最后徐徐收手回置胸前,仍如原状,收手时,足亦随之而回。右手右足,亦如此式。左手左足四次,右手右足三次。

所谓八摆者,法将两手下垂,先向左摆,次向右摆,而头亦随之而左右,大约行一圆周,先徐缓而后稍速。左右各摆三十次。

所谓九扭者,法以左手下垂,右手直举过顶,目视背后,以能见左脚跟为度,左手亦随之而左,此左扭也。右扭亦如此式。左扭四次,右扭三次。

所谓十荡者,法以两手相叠,平置于胸前如一托,于是左肘引左手向左，而右手引右肘从之，是时两手仍相叠；复以右肘引右手向右，而左手引左肘从之，是时两手仍相叠。向左四次，向右三次。

然后按摩周身，不拘次数。

此即蒋介石先生所授者，吾已曲绘其状，未知阅者能了然否。总之，目睹三五次，必能解悟，阅书而模拟之，为事较难也。吾尚有数语告于阅者：

凡做一式，须先正其姿势，面稍上仰，口须紧闭，呼吸以鼻行之，胸稍前挺，臀稍后出，两脚并齐，两腿挺直，手至何处，眼至何处，意念亦随至何处。不如此者，行之无效。

蒋先生及高仆均云系道流所授，一似天下果有神仙，而引导之术即神仙之梯阶者也。以吾今日科学眼光观之，殊不谓然。惟吾得此术三十年矣，行之无间，而百病不行。吾妇先患肺结核及胃扩张证甚剧，吾授以此术，现已痊愈，所生子女六人亦均粗顽活泼，此则其明效大验也。

故吾今日之主张，以为依生理上之作用，吾人自不容怠于运动，而运动之方法则可不拘。能学吾之"动功十则"固佳，否则如世传之易筋经、八段锦、二分间之体操、幼学操身等法，行之均能获益。

即踢毯、打毽、盘扛、跳绳或每日行路若干里，亦能促气血之流通、助筋肉之发达。惟求效太速、行之无恒，则大不可耳。

第三章 饮 食

《神农本草经》分药味为上、中、下三品，上品之药，往往有久服轻身、不饥，或久服不老、长生之语。食物有关于人生寿命之长短，吾国人早知之矣。

秦始皇、汉武帝敝屣万乘，笃志求仙，虽未见其白日飞升，然考其寿年，实为其直系血属之最高者。意者蓬莱不死之药、金茎承露之盘，真有裨于延年益寿者耶？

《淮南子》、《抱朴子》两书于服食之法言之綦详，刘安后以罪诛，而方书言其白日仙去。葛稚川则享寿甚高，惟其所服食者多为玉札丹砂、赤箭青芝之属，此类药物若以今日科学眼光观之，服食既久不惟不能长生，必且促人速死，而方书云云，其寓言耶？抑传之非其真耶？惟汉武之金茎承露，服之实为有益。盖人生以水为最安之物，地面各种水类无不含有杂质，甚且含有鼠疫、霍乱、伤寒等等病菌；露水系地面湿气蒸郁上升，骤遇夜寒，遂凝成露，不但无一切杂质，并无各种病菌，盖净水也，服之可以涤除体中盐类、碱质、一切令人速老之物，此近日科学家考得之理也。

至于玉札丹砂、赤箭青芝之类，或含砒素，或蕴毒质，少服可以提人精神，久服必成慢性中毒证，甚有立时致死者。

吾以为古人著书垂世，未必无知妄作，导人于死。其所以敢于笔之于书者，必见有人服食少许，精神焕发，遂以为少既补人精神，多必延人寿命，漫不加察，流毒无穷矣。

《客窗闲话》载有某将军者，少贫苦，戍适无袭，寒战欲死，乃以信石少许浸酒服之，借以御寒。显贵后不复饮此，得眩晕疾，发则昏睡若死。后有医者探知其病源所在，投以参苓珍品，内杂信石少许，病遂霍然。

吾十七八时阅此书，以为信石极毒，服之无不死者，某将军仅乃得疾，疑系小说家附会之言。三十后研究西药，始知服信石极少可以治数种慢性病，并能令人颜色红润、手足轻便，西人妇女求美其貌者，常有服信石之习惯。而豢马赛跑者，亦往于刍豆中杂以信石少许，久之毛片光滑如镜，行驶加速。但每日所服之量仅能为中权两三丝，再多必中毒而死。不第信石，凡属毒药，皆有此种性情。

由是吾乃知《客窗闲话》所载之非虚。去岁余佣书于湖北官产处，有同事梁慕堂者，每日亦服信石少许，精悍之色见于眉宇，此其确证。然吾终恐梁君之或罹慢性毒证也。

吾人佴有七尺，实为无数细胞之所组织，以生理学言之，细胞时时老死，由人身自然之生命力排泄于外，即由血轮变生新细胞以补足之。此血轮之所由来，则全仰给于饮食物，故饮食物关于吾人寿命长短，实为不容疑议之事实。

惟吾所谓饮食物者，仅指菜蔬、鱼肉、米麦、油盐而言，此外最要者为水。古书所谓玉札丹砂、赤箭青芝之类，固不可入口。即市上所售之中外灵验丸散、烈酒、异味冰淇淋之类，亦以莫轻尝试为是。

饮食而有益于吾身也,则如古人所谓上寿期颐者有之,今人所谓活二百岁[1]者,亦未尝无之。

饮食如何始有益于吾身?研究此学者,现在约分两派:一为肉食派,一为素食派。

肉食派之言曰:世界愈进化,人之生于斯世者耗脑愈多,待补愈亟。补脑之物以磷为最要,鱼肉之类含磷甚多,故为吾人最宜之食品,且鱼肉诸品富于滋养分,食少许之肉类可以抵多许之植物。文明国之上流社会,固无不食肉而飞者。

素食派之言曰:不论何种动物,其身体中无时不有陈新代谢之作用,一经屠杀,作用立止,应排泄之老废物质遗留肉中,一入人腹,立即生出一种毒质以害人身。馁鱼败肉毒质益剧,为害益烈;瘟畜之肉,毒且致死。如食植物,则无此患。

吾以为纯粹肉食者非也,纯粹素食者亦非也。吾人宜食何物,须研究吾人身体之构造。

大抵宜肉食者之齿牙多尖锐,如狮、如虎、如猫;宜素食者之齿牙多平钝,如象、如马、如牛。

吾人仅有四齿略尖,余均平钝。素食十分之九,肉食十分之一,斯合于生理之构造而能永其天年矣。

且吾人不第宜于素食而已,并宜少食。昔张茂尔每食不过粗饭一小盏,浓腻之物绝不入口,老而安宁,八十乃卒;晏元献清瘦如削,每食只煎饼一枚,尹文端每食只莲子一小

---

〔1〕 二百岁:其时计算年龄之方法或与现时有所不同,下同。

碗,二人年皆大耋;日本前内阁总理大隈重信,吾国今日外交总长伍廷芳,年均七十余,后福尚未可量,皆自信能活二百岁,而持素食、少食主义者。

兹举中西享高年者饮食之模范如下。

英侨泛塔尼烈,法之博学家,嗜食杨梅,寿至百岁。

英人佛莱画,饮食极少,日只两餐,食肉无多,寿至一百一岁。

英人默尔甘,一生素食,寿至一百一岁。

美人陀霖嘉,不尝进饮料,且废止晚餐,寿至一百三岁。

法人庐提野,侨居英京,为剃发匠,日进一餐,不嗜茶烟,只饮清水,寿至一百五岁。

法教士巴喇罗,不食鱼肉,寿至一百六岁。

英妇梅那德,食物不多,最喜运动,寿至一百十一岁。

前清临海人王芝圃,平生饮食菲薄,不嗜茶烟,寿至一百十二岁。

法妇玛黎特,慎于饮食,寿至一百十五岁。

前清荆县人张元始,膂力过人,饮食甚少,寿至一百六岁。

英人惠烈森,晚年专食焙熟菜菔,寿至一百十六岁。

英妇玛圣富,嗜食菜蔬及牛奶,其他腥膻概不入口,寿至一百十七岁。

英人浦们，惟食面包、山芋，饮惟肉汤、牛奶及水，啖甚少，茶酒等物概不入口，寿至一百十八岁。

西班牙主教特萨里，讲求饮食，然有节制，饮葡萄酒未醉即止，寿至一百二十五岁。

英人迦罗蓝，饮食谨慎，工作勤奋，寿至一百二十七岁。

英妇梅甘，九十岁后讲求节食之方，寿至一百二十九岁。

英妇娜巇，饮食极少，寿至一百三十六岁。

英妇库罗默，少食多动，寿至一百三十八岁。

前清庆源人蓝祥，饮啖过人，寿至一百四十岁。

英人糜特及极烈，均业医，自云生平饮食俱少，均寿至一百四十岁。

英人乾裴德，动作勤勉，饮啖甚少，喜食生鸡蛋，寿至一百五十岁。

英人陈根四，生平饭糗茹草，尤喜食酸味物，寿至一百六十九岁。

汉武阳人张苍，吮妇人乳汁，寿至一百八十岁。

美人苏李士，日只一餐，冷而后食，每朔望必禁食一日，寿至一百八十五岁。

观以上各条，可见享上寿者多为素食、少食之人，而饮啖过人者，仅有一蓝祥而已。吾以为人宜少食固已，而每日应食若干，实无一定之标准。盖人之秉赋不同，即饮食之多少各异。上条之蓝祥，虽云饮啖过人，或者其消化器发达，异于常人，彼所饮啖常人骇以为多，彼或未能真饱也。

今有一实例于此，湖北新堤关征收员夏君泽章，每餐须食饭八大碗，据云只有半饱，现已五十余，须发光泽、步履康强，斯亦蓝祥一流人物也。

室人夏咏南，少羸弱，得胃扩张证，每食辄呕。余劝其莫进谷食，每餐只吞生鸡蛋两枚，稍饮醇酒，胃病渐愈，精神亦佳。现将五十，尚无颓唐之状，且举子女七人，儿辈顽壮，逾于恒人。

大抵食少食多，须自忖度。能食饭八碗者，七碗尚非真饱；只能食一碗者，碗半即为逾量。神而明之存乎，其人所谓定法不是法也。

茶、烟、酒三物有休息脑筋、流通气血之用。当兴味在萧然之际，稍稍用之，可以助人神智；嗜之太过，流弊百出。其害与信石、鸦片及其他各种毒物不相上下也。

故吾今日之主张，以为各人宜自省度每餐须食物若干，然后分作十分，食九分植物、一分肉类，稍饮醇酒亦无不可，茶则饮其稍淡者，烟价贵而益少，绝之非惟远毒，并可以省金钱。

更有要言相告：饮水较食物尤宜注意，最好为蒸气水，此水无杂质亦无微生植物；次之雨水，此水无杂质而不免混有空中微生植物；再次自来水，此水含有杂质而无微生植物；再次江水，虽有杂质及微生植物而不甚多；再次井水，此水杂质及微生植物均多；沟渠之水，万不可饮，以其含有各种污秽之物及各种病菌也。

无论何种水，总宜沸过三四次，庶几病菌尽死，不能为害。市上所售之冰水、汽水，制造均不合法，切勿入口。吾人卫生之法远逊西人，而传染之证甚少者，因有居常饮沸水之习惯也。

至于玉札丹砂、赤箭青芝之类，不宜服食，前已言之，即市上所售之补血添精丸散，有百害而无一利，吾亦力劝阅者之屏而勿服也。

第四章　起　居

道家之形容仙境也，不曰珠宫贝阙，即曰玉宇琼楼；释家之形容极乐世界也，不曰黄金铺地，即曰琉璃作瓦、水晶成砖；即脚踏实地之儒者，亦曰居天下之广居，立天下之正位。可知时无论古今，人无论中外，莫不喜居光明宏敞之房屋。盖光明宏敞能令人身体健康，性情怡悦也。

房屋光明宏敞，何以有健康身体、怡悦性情之功效？此理本不甚深，稍知科学者即可不烦言而解，然吾欲促阅者之注意，故不嫌费词，诠释于后。

人之所以有知觉运动者，全在气血。血流全体以养肌肉，除旧布新，将全体之老废物质，由回血管输运入肺，此血中之老废物质，得肺中新空气变为炭养气而吐出，于是血又清洁，再由发血管周流全体。若所居之屋无清洁之空气，则吸入肺中不但不能尽除旧布新之功用，且使身外浑浊之气窜入血中，由是头晕目眩、神智昏沉，久之百病丛生，恐不免于生命上之危险。化学家考得血内含有蛋白质、铁质、磷质、碱质之类，其所以鲜红者，由于受太阳光线之一种作用。故蛰居室内之人，颜色多白；常行户外之人，颜色多红。血若淡而不红，即不能营养全体。

光明宏敞之居处其空气必较洁，日光必较多，人居其中，气血各完其功用，故身体健康、性情怡悦也。

吾国旧习惯有看风水之法，方向如何、形势如何则谓之吉，方向如何、形势如何则谓之凶，辟之者固多，信之者尤众。朱仲晦、蔡元定、纪晓岚、曾涤生诸公，皆格物明理之大儒，所著书中往往有迷信风水之语。

风水之说实含有几分真理。如墙垣太高、庭院太小，风水家谓之闭煞，居是宅者主多疾病、人丁不旺，是即空气不能流通、日光不能多照之处不宜居住也，与西人之说若合符节。至于青龙、白虎、朱雀、玄武相生相克之说，天地间是否有此一种道理，尚非吾智所能断定，兹姑存而不论可也。

租界中西人房屋，外观者只羡其美轮美奂，尚未知其处处合于卫生原理。第一，地势佳胜、爽人心目，非沙明水净之区，即平坦高旷之地；第二，建筑之始，必掘地至五六尺，深者或至丈余，如吾国之窨窖，然后上铺地板，彼之居近地面者，已不啻吾人之居楼，其居楼上者无论矣，离地既远，则地下所发之种种毒气，不致冲人鼻观；第三，街衢平坦，沟道流通，且时时有人粪除，绝不屯集秽物；第四，家家皆装自来水管，门壁地板可以常时洗涤，无容留病菌之余地；第五，上等人家大抵装有冷气管及热气管，调和室中温度，令其不骤改变。租界中华人所住之半西式房屋，外观非不美丽，但其所讲求者不过油漆之颜色与电灯、地毯之装饰，至于通风、透光、调和温度等等有益卫生之法，转不注意。买椟还珠，吾国仿行西法事事如此，不独房屋一端也。

西人又有一种好习惯，即每十余日必下乡游历一次，或猎取禽兽，或考求植物，借游历以休息身心，多得日光清气，而又寓研究学问于不知不觉之中。其富而多金者，往往至大海之滨或高山之巅掉换地气。

吾人欲效法西人甚非易易。盖卫生行政尚未十分讲求，街衢污秽一时骤难清洁，至于自来水、冷热气管亦非个人财力所能举办。惟亦有变通办理之法，其法维何？即所住房屋宜择地基之较高者，附近之处须无污秽堆积及不流通之池沼，其左右并须无五金制造等厂，楼居最好，平屋亦可，四面均开窗牖，地板位置宜高，接缝处宜密，沟渠宜通，洒扫宜勤。如此则清气流通、日光普照，无西式房屋之形而有西式房屋之用矣。

一种地方，空气与水均不清洁，居其间者皆患同一之病证，如粤东之麻风，直隶之鹅颈，江西、湖南之秃疮，则非仅仅清洁房屋、通气透光所能治疗。欲其身之健康，盖非迁地不可。

吾有别业一所，在赣州之水西，地名上蛤湖，建筑在两山之口左侧，佃人居此屋者，辄患臌胀证而死，屡试不爽。又闻南康府中学校校监陈仲山云，渠有山田一处，旁筑茅屋，为佃人食宿之所，佃是田者，无不由足渐肿至小腹而死。此等处所，土恶水秽，不可一日居也。

中国工匠造屋欲节省工料，往往壁裂多缝。以学理言之，于卫生上不惟无损，且有大益，惟夏则烈日射入，冬则冷风吹来，居之者甚形不便。欲免此弊，夏则四面搭盖荫棚，冬则以纸条将裂缝糊完。

室中热火可以助吾人之体温，促空气之流动，本属有益之事，惟室内过暖，外出遇冷，常有伤风、咳嗽之患。不如厚穿衣服，庶出入室之内外，空气、温度不甚差异，脏腑少受刺激，较无流弊。

房屋四面若有高大之树，即宜斫伐，因树大阴浓，遮蔽日光、阻碍空气也。倘系无碍日光、空气之小树，则留之亦可以悦人心目。

西人近来提倡门外睡眠法，有种种设备，谓其能治肺痨病、神经病、肠胃病、虚弱病。门外睡眠者，不眠于室内而眠于室外也。其最应注意者，即褥被须较室内加多，至应加多几何，则视其人之强弱而异，总以门外睡眠之人不觉寒冷为度，夏日则张挂绨夏布帐以免蚊蚋之害。

门外睡眠何以有治疗肺痨病、神经病、肠胃病、虚弱病之功效？此理亦甚易解。盖夜间在外亦能得清洁空气也，已病者多得清洁空气，尚能治疗，未病者多得清洁空气，其不致病明矣。

中国房屋不似西人房屋之严密，夜间将室内窗牖全行开辟，即与门外睡眠无异，不必学西人之种种设备也。

睡眠为人生天然之休息法，西人谓每日二十四小时，宜以八小时工作、八小时游散、八小时睡眠。所定虽有至理，吾则以为时间多少须视身强弱而加减之。感觉灵敏者，其身体必弱，睡眠时必少，宜延长睡眠时间以休养神经；感觉迟钝者，身体必强，睡眠必多，不妨限以八小时，以免长日在睡梦之中。

神经衰弱者多患不眠证，久之难免有生命上之危险。此等人最宜习静坐法，或临睡时以温热水浸手足至二三十分钟,俾脑中血液流至四肢,脑中血压减少,自能安然入梦。昔曾涤生先生每夜上床时必洗脚一次,彼虽不知生理学,所行之法则暗合道妙,是以能享大年。至于市上所售之安眠药水,切莫轻服,因其中皆含有麻醉毒药也。

前清张文襄公,生有异禀,谈文论政,彻夜不眠,偶值倦怠,略一合眼,精神依然焕发。此则由于得天独厚,不可律以常理。相传文襄有兽欲,兴之所至,不择人地,与常开平、海超勇,可谓先后媲美矣。

西人谓世之享高年者,多为有妻之人。吾国俗传之神仙,独身者固多,其夫妇居室略同人世者,亦复不少。更有一种外道专事淫邪,厥名采补,据云彭祖之所以八百岁者,其故以此。世之惑其言而受其害者,更仆难数。然谓吃独睡丸子即可高享寿年,此又不然之论也。大抵男女居室与饮食衣服同一必不可少,玉堂不禁,固足戕生,惩窒过情,亦能致病。袁子才有云,行乎其所不得不行,止乎其所不得不止,斯为得之。

吾国旧卫生书或果报书,多附有《闺房容止》一篇,内载某日为某仙真或某菩萨诞辰,是日夫妇宜斋戒,不谨者折算或致疾。假神道以警众,亦是劝人寡欲之意。吾辈虽知其妄,断不可昌言辟之。盖国人知识幼稚,非有如在其上、如在其左右之神圣,不足生其警惕心也。古人有《睡经》一篇,专讲睡眠中之态度,胶柱鼓瑟,不可尽信。惟夫妇儿女断不可拥挤一床;睡时又不可以被蒙首,庶吐出浊气不致再吸入肺;睡中宜左右辗转,手足时伸时屈,使血脉流通,不致停滞生病。

南五省风俗,于临睡时大嚼畅饮,谓之宵夜,实非卫生之道。盖胃中填满食物，一时不能消化，睡眠中刺激神经，往往幻成恶梦，次日晨兴，神思亦难清晰。

每夜十点钟前必须睡眠，次日七钟前必须下床治事，早起早眠，能得全日之日光清气也。

人生斯世，无论贫富，若终日饱食酣睡、无所事事，则生活机能因而停滞，心中必生抑郁无聊之感想，甚至厌弃人世，不永天年。在贫者固须精习一种技艺以谋衣食，即富而多金者，亦宜研究一种高尚学术或一种慈善事业以为安身立命之地。

吾戚党中有夏达齐者，父为前清显宦，遗资数十万，家中眷属不过三五人，生计之裕可以想见。顾夏君杜门谢客，终日郁郁，不及四十，已形衰老。去年殁于春申江上，年尚未过五旬，此亦生机停滞，不能永年之一证也。

凡有一种专门艺术之人，寿年无不高者。时贤如王湘绮之经学、杨邻苏之考据、吴挚甫之文学、杨见山之书法，下至谭鑫培之戏曲、王玉峰之弦索，名固轰动一时，寿亦古稀以上。人皆谓惟其寿高所以艺精，吾则谓惟其艺专所以寿高。盖人有希望，斯有生趣，人无希望，生趣绝矣，此身又安能活？

或曰谭鑫培、王玉峰辈之希望固在牟利，彼谈经咏诗、作文习字者，希望安在？则应之曰：人之知识，高下不齐，有直接牟利者，亦有间接牟利者，彼之谈经咏诗、作文习字，意在延誉，有名则利亦随之。此心日日在希望之中，此心亦日日在快乐之中，生机因而活泼，寿年由是愈长。《书》所谓"敬慎日强，无逸乃寿"者是也。

第五章 沐 浴

生物学者研究动物所以老死之理，谓由于饮食物内有多余之盐类、碱质存留身内，筋骨由是坚强，脉络由是闭塞。至筋骨脉络全为盐类、碱质所占据，则举动迟滞、神智昏沉，遂入于天然老死之域。

有数种动物，天然有消去盐类、碱质之机能，如象之脱牙、禽类之换羽、龟蛇之去蜕。牙也、羽也、蜕也，皆其身内之盐类、碱质所积成，以一定时间去之，则身内之盐类、碱质可减少，筋骨、脉络不至在甚短之时间坚强或闭塞，故寿年较他物为长。据生物学者之考察，象之寿可至二百年，禽类中之鸿鹄鹦鹉，其寿可至五六十年，盐蛇之寿长者可至百年，盖以此也。

人类既无牙、蜕、羽毛，似乎无消去盐类、碱质之天然机能矣，而抑知有不然者。

人身表面有皮两层。与空气相接触者，学理上谓之假皮，以针刺之，不痛无血。假皮之下为真皮，真皮上有无数神经及血管，刺之疼痛流血。假皮之形状，圆薄如鳞，于不知不觉之中渐次老废而剥落，真皮即变成假皮以补之。

人身假皮亦为盐类、碱质所构成，试以手揉擦全身，则有黑如尘、细如粉之物随手而下，此即已经老废之假皮，俗谓之垢者，误也。此物与象之牙、禽之羽、龟蛇之蜕同物而异名。

然则人能清洁其身，日日沐浴，则已经老废之假皮全行剥落，盐类、碱质所去自多，筋骨不至骤然坚强，脉络不至骤然闭塞，其有益于卫生为何如耶？

日本人饮食菲薄而颜色姣好，盖因其每日必沐浴也。

吾国苏扬一带士女，颜色亦较丽于他处，人谓其水土好。水土固好，而每日必沐浴一次，亦其一大原因。其谚有曰："早上皮包水，午后水包皮。"皮包水者谓饮茶，水包皮则沐浴也。

西人于沐浴一事尤为注意，近日且有借此治疗疾病者，所谓水治法是也。

水治法自有专书，吾固毋庸赘述。惟诸君未必人人曾阅其书，则将其最要之沐浴法及鄙人行而获益者介绍于诸君，想亦诸君所乐闻也。

水治法内之沐浴法，最要者曰海水浴，即天气晴和之时，前赴海滨，以海水浴身，据云可治神经衰弱及各种慢性疾病；曰矿泉浴，据云泉内含有一种矿质，可以治疗各种皮肤病及关节病；曰雾浴，则以器械喷水若雾，谓治神经病及身体虚弱者最有效；曰温浴，即吾国平常之浴法，水之温度以手试不受烫痛为准，此法可以洁皮肤、好颜色、去风寒，凡人患感冒，以二尺高之木桶中贮温度较前稍高之温水，将双足放入水内浸之，上身睡卧床上，以稍厚之被蒙裹上下，少顷大汗如雨，其病若失；曰冷水浴，此法可以治神经衰弱，可以坚强皮肤，虽受风寒不致感冒，又可以治伤寒病及各种热病。

海水浴、矿泉浴、雾浴非有资力者不能，温水浴、冷水浴则无人不能行之，无地不能行之。

冷水浴又较优于温水浴。《儒门医学》谓罗马立国之始，人人以冷水浴身，及其全盛，创为热水浴身之法，遂致意志薄弱、筋力疲苶，蛮族乘之，国以不国。希腊神话谓有嫠妇遇神告之曰："汝子若能日日以某池中冷水浴身，设遇战争，不受伤害。"从之，身经百战，毫无流血之祸。有一次为敌射伤其足，盖此人平日以某池冷水浴身，未尝以冷水濯足也。

吾年二十余，每值阴历二三月必患感冒证，咳嗽流涕，月余不适。某年患感冒两三月不愈，初则流清涕，次则流浊涕，后则流涕如黄脓，头痛如破，成脑漏证。医者投以微表之辛夷散不效，投以滋阴降火之剂又不效，自翻《验方新篇》，得嗅松花粉之法而愈。

吾之感冒病届时即发，或轻或重，但未至每年皆成脑漏证而已。

迨就食武昌，阅某书得冷水浴法，据云有种种利益。初不敢试，后阅丁仲祜先生大著，知先生亦行冷水浴者，遂毅然行之。迄今十余年，感冒证从未复发，精神亦较胜于前矣。

大抵清洁皮肤，温水浴为胜，以温水能浸透皮肤上之角质而使之剥落也；强坚皮肤、振刷精神，则以冷水浴为胜，以冷水能刺激神经、增加心脏发血之力也。

吾现在所行者，遇星期日午后三四点钟，温水浴一次，每日冷水浴两次，在晨兴后及入睡前行之。

冷水浴之法有种种，最便者为摩擦法。其法即以手蘸冷水遍湿全身，然后以干布用力摩擦至皮色微红，初行时以五分钟为率。

此法身体虚弱者宜之，以其为时不久，皮肤不致过受寒冷。

试行之时，宜在阴历三四月间，以后天气渐热，必不畏冷，可以延长时间。

冷浴后约二三十分钟，皮肤必发红热，学理上谓之反应。无此反应，则此人虚弱已极，以不行冷浴为宜。

某书有冷水浴法，极完善而需费甚多。其法于试行之初，以酒精五分、冷水五分，和匀用之；稍久以酒精四分、冷水六分，和匀用之；再久以酒精三分、冷水七分，和匀用之；驯至酒精渐减至于无，而全用冷水。

水内和酒精，则化散甚速，令皮肤易于红热，身体虚弱者及时在秋冬之际而欲求速效者宜之。惟需费过大，非吾辈寒畯所能做到，不如全用冷水由摩擦法渐习入浴之省费。

无论何事，欲其有效不在求速，而在有常。摩擦法行之既久，皮肤渐不畏冷，然后以身入冷水之中，与普通温浴无异，不必急求速效，费重价用酒精也。

冷水浴虽在夏日，亦不宜过久，至多以三十分钟为率。冬日只宜行摩擦法，不可以身入冷水之中。

吾之冷水浴，系由春夏之交渐渐试行，经过冬日，虽无炉火，亦不畏冷。犹记辛亥壬子之交，避地春申，时值严冬，雪花如掌,点水成冻。吾行冷水摩擦法如故,室无炉火,四方风动,见者咋舌,吾则毫无畏风怯冷之态度。

冬日行冷水浴,室中燃炉火亦佳。

四十岁以上之人,每日以冷水沃头,以热水浸手足,可以令头目清爽,且脑中血液常流至四肢,并能免中风之患。

《宋史》载呼延赞性怪诞,常以冷水沃其子,谓可令筋骨强健。赞此法必有所授,作史者不究其所以然,辄以怪诞目之,适见吾国文人之浅率。吴挚甫先生谓吾国医学之坏坏于儒,非苛论也。

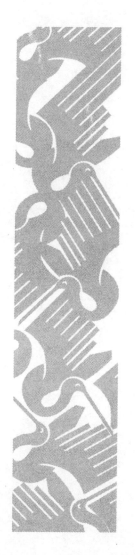

养生丛录

静观生 编

目 录

身心动静之关系

静观生

养生之道，首在养心。人在后天，七情六欲，纷纭搅扰，思虑无停息，心神不安宁。心神不宁，疾病滋生矣。此致病之最大原因也。

语云："心平气和。"可知心平则气和。人之疾病，由于气血不和，气和则血和。气血和，疾病自消矣。心属火，火性上炎。心火既上，则肾水不交，而气血上涌。故人当盛怒时，面现赤色，而呼吸喘急，此为水火不相交之明证。如能善养其气，常令心火不升，则如春日融和，自有无穷乐趣，却病犹其小焉者也。心量须阔大，万不可逼仄。心量阔大，则万事万物，尽可容纳，而为我用。所谓泰山不拒土壤，河海不拒细流，故能成其大也。若眼孔如豆大，胸襟浅窄，则接触事物，皆有不能快意之感。天下事岂能尽如人意？不能作退一步想，触处皆是是非之场。争执报复，必致烦恼丛生。每见好胜之人，多遭颠蹶。盖善骑者，不能免于堕也。

养心之道，莫善于寡欲。欲火动，则心驰，心驰则精漏，精漏则元气伤，而疾病来矣。

修行家以塞漏为第一要义。漏字每误会为媾精之漏，其实眼司视、耳司听、鼻司臭、口司味，凡五官所司，用之不正，即便是漏。故儒家入门之功，首重四勿。使五官之动，皆能合礼，则欲漏可塞。五官之漏，上漏也；精漏者，下漏也。未有上漏不塞，而下漏能塞者。然塞漏非易事也，必于二六时中，力行勿懈，积久乃可收效。世有君子，当不以吾言为河汉也。

《内经》云：圣人治未病。治未病者，顺时听天，养心安命。故已病而求药，弗如未病而善养也。

顺天时者，浅言之，天时寒暖无常，人须顺其寒暖之度，以为摄养。凡人初觉热时，必须减衣；初觉寒时，必须加衣。若强为忍耐，不顺时加减，最易受病。

经训：食无求饱，居无求安。食所以救饥，饥，病也；饭，药也。病除自应废药。若图饱，则受口味之累。味属阴，阴盛则阳衰。居所以避风雨寒暑，舍风雨寒暑而别求所以安适，即是烦恼之府。盖藉金钱谋安适，钱裕则适，一旦金钱不济，则烦恼横生，转以酿成疾病。故君子以陋室粗食自甘，盖有由也。

今人均惟酒肉是逐。凡饱酒者，口作恶臭，内脏之受害，可以想见。又凡多食酒楼肥腻之品，次早初醒时，喉必作燥，此为脏腑不能滋润之征。

善养身心之人，黎明初醒时，口必平淡无味，小便必透明无色。黎明初醒，得平旦之气，感觉最灵。一经转侧，已接人欲，感觉失矣，小便无色。不善养生者，甚不易致。凡人一动心火，即便有色。此亦可知心动之易致病也。

余幼年喜狂食，服务粤汉铁路时，遂成胃病。饭后，常觉腹部如有石袋下坠,痛苦不可言状。初时减饭,犹能收效,后竟减而无效。不得已,弃饭改食白山薯,最后竟致山薯不能多食。然坚心节制,笃行不懈。半年后,方见转机,始可食饭。三年后,乃得除病。

贪食者,每以不患病自喜。不知食后,消化有一定之度。过食者,肠胃中必有积贮不化之滓,日久必病。西医谓肠炎病,由积食所致。决非虚语。故贪食者,纵因身体强健,一时可以抵抗不病,久必爆发,致不可收拾。吾即受此痛苦者之过来人也。

凡处境宽裕之人,饮食过度,或不易致病,而转成肥胖。盖境裕则神怡,神怡则精足气足,而消化力可强,或转成脂肪。若一旦入逆境,则新病旧积,同时并发,必危险万分。溯其始因,仍是过食之患。

好饮者,若处境宽裕,亦不觉所苦。但命运有盛衰,断无一生俱在顺境者,值此乱世,更未易得此。若不幸而入逆境,酒即为致病之源。老年患疯症者,泰半为贪杯,或好食肥腻之人,盖由积渐而来也。

凡患病者,在初发病时,如不能得良医,勿如暂时断食静养。必至极饿时,方进薄粥。行此法者,每能去病。余尝屡次患痢,又尝患霍乱吐泻,均以不食静养数日而愈,未尝延医服药。后以此法治家人之患病者,亦屡有效验,所谓不药得中医者,贵在得此养也。若病者仍是贪饮贪食,而求勿药,非仅不能得中医,或竟丧其生命,此则不可不知也。

凡当餐不思食,即是受病之症,宜断食或节食以治之。

小儿尤不宜多食。今人爱小儿,每多饲食物,最是小儿之害。医书谓："若要小儿安,稍带三分饥与寒。"诚至语也。

凡口作恶臭之人,胃受病也,急应节食静养,必俟臭除,而后可以如常进食。不然,则牙痛便秘诸症,将接踵而至。再进,则床褥之呻吟,不能免矣。

粤友戴润生君见告:海关西洋籍某税务司,耆年任职,而体健过人。察其养生之道,每餐仅服黑面包二片,及牛乳一杯而已。余尝见一西人患夹色伤寒,兼之咳甚,臆度必死。然能恪听医生之嘱,餐仅服牛乳一杯,面包两片,三数月间竟得愈。悟此者,可得养病之道矣。

浔友张赓虞君患肠炎,经湖州福音医院割治。照例割症须一星期内不发热,生命方有把握。期内某日忽发热,医生大惊,后经医生细加查询,始知曾服柚子数缕,乃用术洗涤肠胃,出其柚缕,体温得复原状。数缕之柚,竟能致人死命,饮食乌可不慎哉! 吾乡俗语有言:"夜饭少吃口,活到九十九。"盖谓但求夜饭少吃一口,可以活到九十九岁也。时时存心将夜饭少吃,便有长寿之益。

凡食物过度,口作臭,或微觉牙痛时,即须节食。晚餐最好吃粥,因粥较易消化。晚食既少,胃力即渐增积,久必能将胃力全复,而身体康强矣。

食物多嚼,多用齿力,最是助胃妙法,亦即养生妙法。若谓用意下吞至胃,却恐近于运气,反生弊病,殊可不必。

凡食物之不能消化者,多能成痰。固不必一定多食肥腻,而后多痰。但肥腻不化而成痰,更较其余食物为易耳。

齿为肾之余,肾力既衰,胃火熏之,遂生牙痛牙蛀之患。故齿痛病源,只在肾胃两经。以节欲保肾,以慎饮食保胃,则终身可无牙患。今人求保齿剂，而不养本源，是逐末之道也。

凡食物多嚼，非仅助胃易消化，且物之真味可出。试将白饭细嚼，便觉清香满颊，此饭之真味也。真味既出，津液融物而自然吞咽，饮后腹中更觉分外舒服。菜类亦然，所谓菜根香也。惟肉类多嚼，味反觉劣。盖以五味蒙其外，五味去，而肉之本体即同嚼蜡。味乎此者，亦可知肉类真味，反不如菜根白饭也。

在此应酬繁重之世，饮食酬酢，每为不可免之事实，偶一不慎，或致多食。多食之后，必须减食数餐，俾可休养胃力。

煎炒类食品，每多用油，最难消化，晚间尤不宜食。不慎者，易致牙痛及遗精等症。

多食者，每易患便秘。脾虚者，易患泄泻。保养之法，仍在减食戒荤，俟病愈乃止。

人体夏日热在表，若多饮冷品，则暑毒必内收，酿成秋冬之病。故夏日宜服热品，并须徐饮，昔人有于夏日施茶缸中放置砻糠，使饮者不能急吞，实有至理。不消化症，亦每因夏日多饮冷食品所致。

夏日宜多出汗。多出汗，则体内积藏之浊气，随以俱出。每见都市人物，终日在电扇之下，绝不劳动，绝无汗出，再加多饮冷品，此必病之道。晚间睡时，有用电扇终夜吹者，最易闭汗。其病体软，而鼻息仅属，治之不慎，有致命者。养生者，应知所自警。

节录《格言联璧·摄生》一章末附管见

静观生

阅《格言联璧·摄生》一章,所辑格言,皆属养生至理,爱不忍释,因节录于此,以为养生之助。

慎风寒、节饮食,是从吾身上却病法。寡嗜欲、戒烦恼,是从吾心上却病法。

少思虑以养心气,寡色欲以养肾气,勿妄动以养骨气,戒嗔怒以养肝气,薄滋味以养胃气,省言语以养神气,多读书以养胆气,顺时令以养元气。

忧愁则气结,忿怒则气逆,恐惧则气陷,拘迫则气郁,急遽则气耗。行欲徐而稳,立欲定而恭,坐欲端而正,声欲低而和。

心神欲静,骨力欲动,胸怀欲开,筋骸欲硬,脊梁欲直,肠胃欲净,舌端欲卷,脚跟欲定,耳目欲清,精魂欲正。

多静坐以收心,寡酒色以清心,去嗜欲以养心,玩古训以警心,悟至理以明心。

宠辱不惊,肝木自宁。动静以敬,心火自定。饮食有节,脾土不泄。调息寡言,肺金自全。恬淡寡欲,肾水自足。

道生于安静,德生于卑退,福生于清俭,命生于和畅。

天地不可一日无和气,人心不可一日无喜神。

毋以妄心戕真心,勿以客气伤元气。

拂意处,要遣得过。清苦日,要守得过。非理来,要受得过。忿怒时,要耐得过。嗜欲生,要忍得过。言语知节,则愆尤少。举动知节,则悔吝少。爱慕知节,则营求少。欢乐知节,则祸败少。饮食知节,则疾病少。

人知言语足以彰吾德,而不知慎言语乃所以养吾德。人知饮食足以益吾身,而不知节饮食乃所以养吾身。

闹时炼心,静时养心,坐时守心,行时验心,言时省心,动时制心。

荣枯倚伏,寸田自开惠逆,何须历问塞翁;修短参差,四体自造彭殇,似难专咎司命。

节欲以驱二竖,修身以屈三彭,安贫以听五鬼,息机以弭六贼。

衰后罪孽,都是盛时作的;老来疾病,都是壮年招的。

败德之事非一,而酗酒者德必败;伤生之事非一,而好色者生必伤。

木有根则荣,根坏则枯;鱼有水则活,水涸则死;灯有膏则明，膏尽则灭；人有真精，保之则寿，戕之则夭。

以上节录《格言联璧》。苟能书之案头，日看一遍，用心体贴照做，于养生之道，必可收莫大效力。

张文端公《聪训斋语》，言古人以眠食二者为养生之要务。脏腑肠胃，常令宽舒有余地，则真气得以流行，而疾病少。吾乡吴友季善医，每赤日寒风，行长安道上不倦。人问之，曰：予从不饱食，病安得入？此食忌过饱之明征也。

又言燔炙熬煎香甘肥腻之物，最悦口而不宜于肠胃。彼肥腻易于黏滞，积久则腹气塞，寒暑偶侵，则疾作矣。放翁诗云：倩盼作妖狐未惨，肥甘藏毒鸩犹轻。此老知摄生哉。

又言食忌多品。一席之间，遍食水陆，浓淡杂进，自然损脾。

凡燔炙熬煎之品，多食非仅不宜于肠胃，且易伤齿。大冷大热之品，同时并进，亦易伤齿。盖冷热之变换太骤，非胃力所能应。胃力不调，食物不化，食物滞积，则胃火薰蒸。胃火蒸发，则齿必受腐蚀。

凡食胃不开者，每饮醇醪助开。或因食物过多，食后服消食药，以助消化。此仅可用以救急，不可视为常例。譬如沟渠拥塞，用器通之，其法固无可非难。若日日用器为助，则繁费何可言喻，且恐沟渠转被破坏矣。过饱而用消食药，何如慎饮食而不用药之为愈乎。又有贪饮食之人，服泻剂冀利肠胃，谓无上妙法。不知泻剂更足戕伤中气，伤胃尤甚。总之好服药品者，固可救济一时，然至药力失效，则生命殆矣，可不慎哉。

　　常见舆夫走卒之啖大饼，其味津津，或且胜于富商大官之食珍馐。盖饥者甘食，当其饥时，味自甘美。若在饱食之后，虽属佳肴，不足美矣。可知贪食之徒，专求美味，徒自伤其肠胃耳。

参证《曾文正公日记》

静观生

阅《曾文正公日记》中，多摄养之法，文正每自恨不能遵行。兹录其切要之法，而参以鄙见，冀为养生者助焉。

文正以精神委顿，年未五十而早衰，自定每日须静坐一次。以静坐养生，自是无上妙法。文正日记中，屡赞静坐之功。然其坐法须数息，此非正法也。近年坊间流行之"因是子静坐法"，以深呼吸劝人，久习最易致病。盖百病皆从心起，念起心驰，则神漏而精漏。病因本在于念，今数息，念也；深呼吸，念也；以念止念，此灭彼生，生灭循环，全是尘俗。尘俗之气，浊而不清。用心积浊，安从养生？有志静坐者，今世正多知音人，虚心请益，得诀非难。夫美玉求治于良工，巨材求治于大匠。小道尚不能无师，静坐乃心性源头学问，有非耳提面命所不能领悟者，故不可不虚心请益也。兹因文正之言静坐，忆及因是子之错误，乃举所知以为世之无师静坐者告也。

《日记》载石芸斋言养目之法。早起洗面后，以水泡目。目属肝，以水养之，以凝热之气，祛散寒翳，久必有效云云。幼时见先祖父芝卿公，每晨洗面时，先以面部五官满浸面水中，浸数分钟后，始出水洗面。谓此法不仅可以治目疾，如不幸堕水，亦可不致闷闭而死。恨余不肖，未能奉行其法，愿世之有志者勉焉。

文正谓心无愧怍，睡梦皆恬，此最是养生要诀。

又谓《后汉·方术传》"爱啬精神、不极视大言"二句，为养目之法。此法不仅养目，且可养气。老子所谓"专气致柔"，即此意也。亦养生家所无可逃之法门也。

务观言养生之道，以目光为验。文正以为名言至论，是诚无误。善养生者，目必有神而秀；酒色之徒，目必浊；凶恨者，目满红丝。病发于脏，而现于目。故良医治病，必先视目。以目现养生之道，中有至理也。

《日记》谓养生家之法，莫大"惩忿窒欲、少食多动"八字。此与前节所谓"节饮食、节嗜欲"，同一意旨。养生者，果能于此十四字切实做去，则疾苦自然不减而减，生命不养而自养矣。养生本非难事，患在人之不自爱耳。

又载梁茝林中丞《归田琐记》，言养生之道，不特食宜少，眠亦宜少。中丞著述甚富，言养生皆实验之谈。食宜少，自是名言。所谓眠少者，当指人眠有定时。通常以六小时至八小时为限，过八小时者，即为太多。在清晨初醒，即当起床。若醒而复眠，易长阴气，易患遗精。晏起者每多体弱，盖一方面滋长阴气，一方面失却平旦之气，双方受损，体能不弱乎。

又谓养生之道，当于眠食二字。悉心体验，即食平日饭菜，但食之甘美，即胜于珍馐也。眠亦不在多寝，但实得神凝梦甜，即片刻亦足摄生矣。食以甘美为旨，自是名言。当饥而食，藜藿且胜于珍馐。古人有不饥不食之训，即此意也。眠以神凝为旨，亦属名言。若谓片刻即可摄生，非得天独厚者，不可轻试。常人总以六小时至八小时为则，古人有眠四小时者，盖具卓异精神，非尽人所可能也。

又谓眠不必甘寝鼾睡而后为佳，但能淡然无欲，旷然无累，闭目存神，虽不成寐，亦尚足以养生。此乃文正公勤劳国事，用心过度，夜不安眠，藉此语自作慰解，非所以教人以不成寐为养生法也。凡人之神，日藏于目，夜舍于肝。肝为思虑之官，思虑过度，则神不舍，即不能成眠。故非万不得已，切忌多所思虑。晚间尤忌。盖与眠时相近，就寝之前，正宜放空一切也。

眠所以养神，不眠则神不得养，神不养，精气不充而血亏。故不能安眠之人，必患血亏症。

凡患不眠之人，宜减食少思虑，晚食更不可贪多。入晚后，宜寡言语，空一切思虑，更须节省目力。凡一切酬应之事，如在晚后，皆应谢绝。就寝后，如不能入眠，可用眼观鼻，用心数息，用耳听息，舌舐住上颚，心空万念，身不可多转侧。行持半小时，如不动念，必入酣乡矣。古人云："未睡身，先睡心。"心不睡，身无可睡也。患此症者，幸注意焉。

《梦园丛说》述养生安命之法，其言曰：安乐易戕其生，危苦足全其寿。宇宙间，此种人极多。非天不许人安乐，甘令人危苦也。处安乐而不纵恣，原可以享大年。遭危苦而不旷达，亦难以保衰朽。安乐无损于人，乃人自损之耳。危苦无益于人，乃人自益之耳。溺于安乐者，唯其纵恣，故饮食起居，在在皆违常度，而精神耗竭矣。习于危苦者，唯其旷达,故造次颠沛,时时克葆天真,而性体坚完矣。安乐勿以为安乐,危苦勿以为危苦。斯之谓善处境,斯之谓善治心,斯之谓善养生,斯之谓善安命云云。所谓处安乐不可纵恣,处危苦必须旷达,即是养生无上妙法,愿养生家勿滑口读过。

《梦园》又曰:天下不公不平之事,卒然相加,而绝不愤懑者,必非人情,顾亦视其转念何如耳。明知不公不平,须与之较量,始得公平之道。且难本不自我发,我若甘心隐忍,我尚能自立耶? 顾彼既以不公不平待我,彼方自以为至公至平也。但使人人皆以为不公不平,则于我绝无所损,只可一笑遣之而已。否则针锋相对,戈矛又起,变乱黑白,暗无天日。人情险诈,百出不穷,祸岂有终极乎? 逆来顺受,必能化险为夷。古人唾面自干,其涵养功夫,正不可及也。

《梦园》又曰:天下事不能尽如人意,亦不能尽如我意。与其如我意而有损于人,毋宁如人意而不失为我。盖至有损于人,即如我意,问心能无愧乎? 不失为我,又如人意,自反庸何伤乎? 人人若能如此存心,则元气浑沦,充塞宇宙,天下不复有机械陷阱矣。

《梦园》又曰:衣以御寒,缊袍暖于狐貉。食以充饥,藜藿甘于膏粱。衣必重裘,食必兼膳,将不重裘不兼膳者,皆为冻馁之人矣。衣重裘者不复念人之寒,食兼膳者不复念人之饥,无惑乎天下多冻馁之人也。即偶有解衣推食者,群方非笑之,以为小惠未遍,正恐为为善不终也。则因饥寒而为盗者,岂得谓非衣重裘食兼膳之人,驱之为盗也哉云云。所谓衣以御寒,食以充饥,盖衣食之正理也。本饥寒以为食为衣，则一切虚荣侈奢之心，自无由生。使人人同具此心，天下又何自而有争杀之残行耶。

王羲之曰：食不二味，居不重席，此复何有？而古人以为美谈，济否所由实在，积小以致高大。

《韩魏公别录》曰：内刚不可屈，而外能处之以和者，所济多矣。又曰：以之遇则可以成功，以之不遇则可以免祸，其唯晦乎？又曰：知其为小人，便以小人处之，更不须校也。又曰：人能扶人之危，赒人之急，固是美事，能勿自谈，则益善矣。又曰：寡欲自事简。公因论待君子小人之际，曰：一当以诚，但知其为小人，则浅与之接耳。凡人至于小人欺己处，不觉则已，觉必露其明以破之。公独不然，明足以照小人之欺，然每受之而不形也。尝说到小人忘恩背义欲倾己处，辞和气平，如说平常事云云。公所论待君子小人之法，尤为处乱世所当奉为圭臬。然必先将名利看淡，而后有烛照之明。若醉心虚荣，好高务胜，则鲜有不蒙小人之祸者，此所当自勉者也。

纪文达《阅微草堂笔记》曰：人秉阳气以生。阳亲上，气恒发越于顶，睡则神聚于心。灵光与阳气相映，如镜取影。梦生于心，其影皆现于阳气中，往来生灭。倏忽形一二寸小人，如画图，如戏剧，如虫之蠕动，即不可告人之事，亦百态毕露，鬼神皆得而见之，狐之通灵者，亦得见之，但不闻其语耳。又心之善恶，亦现于阳气中。生一善念，则气中一线如烈焰。生一恶心，则气中一线如浓烟。浓烟幕首，尚有一线之光，是畜生道中人。并一线之光而无之，是泥犁狱中人矣。又曰：人心本善，恶念蔽之。睡时一念不生，则此心还其本体，阳气仍自光明。即其初醒时，念尚未起，光明亦尚在。念渐起则渐昏，念全起，则全昏矣。孟子所谓夜气，即此是也云云。文达此论，与新科学之言灵魂光气者，颇相类似。从可知善恶之念发于心，即可影响于全身。此养生者，所以贵养心也。

又曰：人作一事，心皆自知。既已自知，即心有此事。心有此事，即心有此事之象。余谓心既有象，即无可磨灭。佛氏所谓升天堂入地狱，即此不可磨灭之象有以致之。养生家必须二六时中，念念向善，而后有象皆善，而后体气充畅，心神怡然自得矣。

方正学《格言》曰：聚谈少，则工夫易成。戏谑少，则交道可久。出入有时，则心性不荡。坐立有礼，则人品端严。往来之人，不交匪类，则牵引无由。你我之称，不挂口里，则轻薄自无。吝色骄心，随时提省，则尤悔何愁不寡。躁情吝气，逐念驱除，则睚眦谁得相加。乐群砥砺，发愤读书，不独功名可成，亦足以变化气质。

朱文公《养生格言》曰：饷食当肉，不淫当斋，缓步当车，无灾当福。戒酒后话，忌食后嗔，大饥不大食，大渴不大饮。多精神为富，少嗜欲为贵。服药十朝，不如独宿一宵。饮酒百斛，不如饱餐一粥。节食以去病，寡欲以延年。

俞曲园先生《致彭刚直公书》，劝药饵不宜轻试，总以养气于内为主。特撰三字诀曰："塑锁梳。"所谓塑者，力制此身为泥塑然，勿使有毫发之动，制外养中之要道也。所谓锁者，谨闭其口，如以锁锁之，勿使气从口出。不从口出，则其从鼻出者，亦自微乎其微，有绵绵若存之妙矣。所谓梳者，存想此气自上而下，若以梳发然，不通者使之通，不顺者使之顺，徐而至于丹田，又徐而至于涌泉穴，则自然水火济而心肾交矣。此三字至粗至浅，然当寒夜漏长，展转反侧，不能成寐。行此三字，俄顷之间，自入黑甜。若无论日夜，得暇辄行之，其功效当不止此云云。按此为曲园先生之养生法，函中并有不敢自秘之语。则其行持见效，必久经年所，然后形诸笔墨，告诸至戚。然所谓塑者，中有至理。盖能制此身之不妄动，则此心即近于不放。心在腔子里，则百体自见充畅矣。锁者，谨闭其口也。无论是非从口出，百病从口入，固当谨闭。凡开口即伤神，故道家有塞兑之训。兑者口也，塞兑而舌卷，则津液可自在流通。而呼吸均归于鼻，鼻为肺窍，原司呼吸，用得其所，即循天地自然之理。清升浊降，自有绵绵不息之功。若气自口出，则升降不调。试观人在盛怒之后，气息湍急，皆自口出。脉数激增，筋络紧涨，深感不宁，此盖浊气逆行之果也。佛氏戒贪嗔痴。嗔即怒也，怒之所以为害者，气逆也。苟能常以锁字为旨，则气自顺。气顺，百病皆消矣。至梳字功夫，近于搬运，妄行决不可。无论日夜得暇辄行，恐滋流弊。若夜不能寐，行此法冀入黑甜乡，亦颇见特效，可仿行之。惟须先将塑锁二字认清，务使心空万念，不着一毫思虑，而后行梳字功，方可收效。否则思虑纷纭，心放无收，又何自入睡乡耶。忆昔徐篆香太姻伯，曾教静观塑锁梳之诀，当时滑耳听过，未尝详问所自。今太姻伯已归道山，虽有所悟，已不及质证，徒深今昔之感耳。

曲园先生《致宗湘文观察书》，谓舍间遇有人小小感冒，但以家中所配合丸散酌量服之。又极信刮痧之说，用细瓷碗或光洁之钱，蘸油于背上刮之，百病皆解。重者即轻，轻者即愈，尝谓此即古人砭法。古人治疾，先针砭而后汤液。今针法犹存，砭法竟绝不知。刮痧之法，即古人砭法之遗。古无痧字，虽《康熙字典》亦无之，实即沙字耳。黄河之水天上来，为泥沙所滞则不行。人身血气，为风寒暑湿及饮食所滞，犹之沙也。五脏六腑，其系在背，故于背上刮之，则徐徐而解矣。士大夫家多不信刮痧之说，谓是村姬之见。寒家历试数十年，知其不谬，率笔奉闻云云。按自西医盛行，士夫学子，咸惟西药是尚。一遇疾病，必检报纸告白中相当之药物，以为尝试。而鄙吾国旧法，为非科学化，为不合学理，不足取用。不谓曲园老人，于向日士夫所鄙之刮痧法，津津乐道，尊之为古砭法，奉之为传家宝，不禁为刮痧挑痧者作狂喜也。尝阅《甲乙经》，谓古医须通符箓针灸汤药，乃称之为三世良医。内经为医学心传之绝作，其源出于道，其用在气化。道既失传，气化不明，中医既病《内经》之难读，又不屑问道于高明，徒赖汤头脉诀之末技，以之治病，又焉能望其药到病除？一经之不能通，又焉能望其为三世良医？故不药为中医，确系病家宝训，然风寒暑湿之袭人，常在不知不觉之中，苟非闻道善养之士，岂能免其疾苦？既病而乱投汤液，诚是莫大危险。尝谓不药为中医之说，病者每误会为听其自然，置之不理。以致皮毛之病，传及脏腑。迨其危而求治，已无及矣。此岂勿药之说所误，亦病者自取之咎也。勿药之道，方在身体觉有不适之时，即须慎饮食，节嗜欲。苟能禁食不吃，必到极饿时，饮薄粥充饥。抱定不饿不食之旨,一方面取午时茶陈曲之类,浓煎服食,以驱寒消食。病来如暴,用刮痧法以通血行,再加清静修养,一切烦恼,胥不足动其心,必如是。而后病之重者可轻,病之轻者可愈矣。今因曲园老人之言刮痧法而类及之,幸勿轻忽视之。

作德日休,即是福地;居易俟命,即是洞天。(《畜德录》)

处心不可著,著则偏;作事不可尽,尽则穷。邵子诗曰:"夏去休言暑,冬来始觉寒,"则心不著矣;"美酒饮教微醉后,好花看到半开时,"则事不尽矣。(《困学纪闻》)

事不能尽如我意,何用耿耿。云消雨散,依然太空,心镜如是。(《懿言日录》)

澹如秋水贫中味,和似春风静后功。(《草庐日录》)

不作风波于世上,自无冰炭到胸中。(邵子诗)

天地之气,暖则生,寒则杀。故性情清凉者,受享亦凉薄,惟和气热心之人,福厚而泽长。(《人生必读书》)

程子曰:吾以徇欲忘生为深耻。学者体此,可以保身。(《读书录》)

吾曹常须爱养精力。精力不足则倦,所临事皆勉强而无诚意。接宾客语言尚可见,况临大事乎。(宋邢和叔)

宠辱不惊,肝木自宁。动静以敬,心火自定。饮食有节,脾土不泄。调息寡言,肺金自全。恬澹无欲,肾水自足。(《洞神真经》)

闭户读书,所以祛除外感也。清心寡欲,所以调和中宫也。一步一趋,必师圣贤,参芪补益之剂也。一动一言,必祛匪僻,乌附攻克之方也。兼是行之,乃能保身,乃能保心。(《鹤鸣集》)

砚与笔墨，盖气类也。出处相近，任用宠遇相近也，独寿夭不相近也。笔之寿以日计，墨之寿以月计，砚之寿以世计，其故何也？其为体也，笔最锐，墨次之，砚、钝者也。岂非钝者寿而锐者夭乎？其为用也，笔最动，墨次之，砚，静者也。岂非静者寿而动者夭乎？吾于是而得养生焉，以钝为体，以静为用。（唐子西《古砚铭》）

怒甚偏伤气，思多太损神，神疲心易役，气弱病相萦。勿使悲欢极，常令饮食匀，再三防夜醉，第一戒晨嗔。盖养生之道，必寡思虑以养神，寡嗜欲以养精，寡语言以养气。（《葆生要旨》）

除烦恼以养身，悯愚贱以养福。（陈几亭）

心境静时身亦静，心生还是病生时者。（《葆生要览》）

慎风寒，节嗜欲，是从吾身上却病法；省忧愁，戒烦恼，是从吾心上却病法。（《愿体集》）

读书多时，觉有疲倦，也须抛卷闲散片时，养我精神，心目方有机括。若呆呆苦用工夫，不但天性不灵，而体弱之人，疾病生矣。（《警心录》）

先哲云：病以酒致，神以酒伤，仪以酒失，事以酒忘，家以酒耗，言以酒狂，怒以酒发，祸以酒倡。与其既醉而后悔，孰若未醉而先防。

语云：醉之酒以观其德，此言甚好。人虽有德，醉后不能自持，亦白璧之玷也。于此能自持，则无之或失矣。

闽士刘乙，尝醉后与人争，既醒大惭。乃藉古今受酒祸者以自警，题曰百悔经，绝饮终身。

顾文康公，豪饮无敌。晚年著论，谓职是早衰。及屈指里中先后享大年者,皆不善酒。慨然作《十饮诗》自节制焉。

坊间新出卫生书虽多,书贾借以谋利,然亦不无可采之处。惟深呼吸法,及洗冷水浴,及剧烈运动等,决不可行,以害多而利少焉。兹选择卫生书中普通各法,而实在有益于养生者,以实此栏。

晚间不可多用脑力,睡前宜多加休息,宜缓步徐行多时,俾活动精血,觉疲即止。

睡前宜洗足一次。

晚餐不可多食,有不眠症者,更不可多食。

就床之后,最忌妄发思想,或有所忧虑。妄想忧虑,皆能使精神不安,易言之,即不能成眠也。

日间不宜过逸及过劳。过劳伤神,过逸则多患不消化症,皆为不眠之最大原因。

胃中不宜空虚,空虚亦足致失眠,如睡前觉饿,亦宜少进食物。最好在晚餐时自行试验食量,足使维持至次早不觉肚饿,便为适宜食物,临睡时即可不再进食。

不饮浓茶咖啡等提神之品,患不眠症者,最应禁忌,即日间亦宜少进。

勤劳则筋骨坚强,懒惰则精神瘫痪。

清洁是卫生第一良方,卫生是却病无上妙药,清心寡欲为无上妙剂,吸烟饮酒最为无穷之害。

每日饭后散步,最是养生第一秘诀。

药能活人,亦能杀人,宜勿轻用。养生务宜减少恼怒。

日间作事务,当无愧于心。而后夜间睡眠,得安然自适。

求肉体上之愉快,则日趋鄙俗。求精神上之愉快,则日进高明。

纵身情欲,即是自杀。

有健全的身体,而后可有优美之学识,高尚之道德。

饮食服御,贵乎清洁,勿尚奢华。甘于口者,未必宜于胃。

无康健等于无生命。

节食为吾人最良医师。

饥固宜食,但勿宜过饱。渴固宜饮,但勿宜过度。

烟酒与健康,势不两立。

食有定时定量,杂物不进口,烟酒等平生未尝一尝,此节饮食之道也。

非时不与妻同宿,此节欲之道也。不观乎禽鱼鸟兽乎,交有定时。非其时,欲不兴。人何独不应如此?背天而行,自促寿命。

空腹前与饱食后,若行剧烈之运动,能伤身体,饭后作事甚不相宜。常人每以事忙,动辄一刻不肯休息。然经卫生家试验所得,终日不辍之作业,与稍事休息之作业,两相比较,前者每不如后者之优美结果,如此知休息之未尝无算也。

情天欲界,最足迷人。少年自恃血气之盛,纵情恣欲,鲜有不自戕其身者。要知清心,乃能寡欲,静养乃可保身。

吾国古俗,有守房事戒者,如日蚀月蚀雷电风雨大寒大暑及神佛诞节等,均须禁忌,殊有深意,不可以迷信非之。就生理言,病中病后,元气未复,再加戕贼,危险殊多。身心疲劳之后,悲愤惊怖腹饥口渴或大醉大饱之时,皆宜禁忌。又古训,行房百里必病,百里行房必死。盖谓行路百里后,行房必死,行房后行路百里者必病。此皆经验之谈,万不可儿戏视之。

今人之讲求卫生者,必高大其屋宇,美丽其衣服,日用所需,均非舶来品不可。自表面观之,似可谓尽卫生之能事矣,然此不过奢侈而已。夫奢侈自奢侈,卫生自卫生。不能因起居之适,服御之优,即谓为卫生。所谓卫生者,必从身心上着想,乃得谓之卫生。

少年不明卫生之旨,每以奢侈谋自适之道,以为非此不足言卫生。如谓卫生必需奢侈,则乡间老农衣服褴褛者,又何以克享遐龄耶。

吾人苟能饮食谨慎,起居有节,则身心自泰,面色白而间红,自觉气宇轩然,人望之亦生羡慕。此虽布衣布服与人交际,人未有不起敬者。要知交际之道,在君子之林,决不以服御之贵贱为贵贱也。

每日晨起饮盐开水一杯(江浙人谓之盐汤),少顷,进薄粥略佐以小菜,最好忌油腻。若废止朝餐,又非卫生之道。

每日除按时三餐外,不进他种杂食。

多食蔬菜,少食荤腥。

烹饪不熟者不宜食。

每晚至十点钟即就寝,黎明即起。

无益之书画,皆应屏绝不看。

灯下不写小楷,床上不看书籍。

卫生者应知晋人应璩之《三叟诗》。其诗曰:"古有行道人,陌上见三叟。年各百余岁,相与锄禾莠。住车问三叟,何以得此寿?上叟前致辞,内中妪貌丑。中叟前致辞,量腹节所受。下叟前致辞,夜卧不覆首。要者三叟言,所以能长久。"

坊间卫生书,以节嗜欲、吸清气、慎饮食,为三大要则。录此以实吾栏。

(一)节嗜欲。嗜欲之中,以色欲为最伤身。人之早婚及多姬妾者,鲜克享高寿。良以人赖精血以生,纵欲则精耗血亏。若水之源竭,其流能长乎?我国深山古刹,每多长寿之僧衲,即绝欲之良好成绩。《三叟诗》中称道妪貌丑者,隐谓寡欲之效也。静观按富贵中人多置姬妾,实因饱暖生淫欲所致。由淫欲而伤身败家,钱之聚者,又复耗散,聚散无常,亦天理循环之道也。苟富贵中人能破此关,则决无贪污暴虐之行,无贪污暴虐之行,则慈善之心生。善心生则子肖孙贤,财产永保用享,亦天理循环之道也。又按吾国古书之所谓欲,凡耳目口鼻所起不正之念,俱谓之欲。故云玩物丧志,盖虑不正之好,害吾之正志也。宋儒称辞章为俳优之学,亦是养心有得之见。试观古今有文无行之流,皆是心地不干净所致。为名利心一念之炽,不惜堕落人格,自害害人。此辈利用文章之号召,实同俳优之利用声歌,以俳优况之,原非苛刻之论也。

(二)慎饮食。先哲有言,甘旨令人肠腐,是知多食不足养生,反以害生。五味纷投,渣滓积肠,亦为杀身之一端。昔印度一老人,年已百余岁,矍铄似六七十岁人。叩其何以致此?则云绝食肉,惟日饮清水一盂,水果数枚。是知《三叟》诗云，量腹节所受，实一剂延年灵丹也。静观按绝肉食，固多益处。但专食水果，非先有清心寡欲之效淡于饮食者不可。若攫水果而狼吞虎咽，转易致泄泻之病。若在童稚，与肥腻杂进，更易致虫症。此又为养生者，所不可不知也。

（三）吸清气。国人习惯，夜眠闭窗户。首覆被中，风寒避矣。而浊气充满室中，排出者复吸入，对于肺部大有损害，此华人之所以多肺病也。静观按夜卧覆首，固属非法。若开窗而卧，亦殊无取。凡人酣睡后，毛窍均开，若开窗空气固多流通。然风寒袭人，易自毛窍而入，膏粱中人，劳心过度，风寒既袭，不易祛除。由皮肤而传达腠理，最易致痨。或谓苦力辈，露宿野外，未见受病，何故？曰苦力辈，日间劳力，容易发汗，夜间纵受寒袭，迨劳力时，寒气随汗泄出，故不易致病。若夜为寒袭，日无汗出，虽在苦力，亦断难免除疾苦也。痨病之最大原因，必在劳心过度。痨病入山林中，能稍见愈，盖以山间清静，有天然可爱之情，足令心旷神怡。其治病原因，仍在宽畅心境。如登山林，而仍百忧莫解，则无论空气若何清洁，风景如何幽深，亦何益于病。然善治心者自有入尘不染之妙趣，纵在红尘扰攘之世，自有超然物外之守，是非有三教真传者不能得也。此仙佛圣贤所学，所以卓绝古今，而为世人所尊视也。愿肺痨病者，勿徒好西人空气之说，而不治身心。舍本逐末，徒增苦趣。

（四）静坐方法。静坐方法，固为修养身心必经之途径。在禅有《小止观》《摩诃止观》等书，在道有《太乙》《金华宗旨》《修道真言》等书，在儒有《近思录》《传习录》等书。书中高深旨趣，尽从日用起居中谈起，最是正宗。若必欲登峰造极,非虚心勤求名师口传不可。木工圬匠,尚不可无师,况在身心性命之学。岂可专恃聪明,妄自摸拟乎。坊间新出"静坐"诸书,皆无真传。其流弊所至,更甚于道中旁门搬运运气之流。深呼吸、腹呼吸诸法,鼓练浊气,受害更多。静观于静功,仅得沧海之一粟,一知半解,殊无足道。然十余年来见因深呼吸而致病者,有数十人之多。为之改变坐法而得愈者,亦不在少数。世不乏知音人,好用深呼吸者,或不以静观之言为忤乎。

善养生者,本可无病。第万一不慎,受有疾病,则摄养之道,不可不知。因述病中养生之法。

人之疾病,必有受病之因。既病之后,当静心追想数日间之饮食起居,有无致病之道。若近因无甚关系,则当追想数月前之远因如何。思而有得,即就病源施治。譬如病因为感受风寒,则当增加衣被,外避风寒,内饮沸水,以冀发汗。病因如为伤食,则当禁食,候至极饿时,方进薄粥。诸如此类。想得病因之后,即无难对病施治。最要之法,务须绝思虑,禁饮食,慎寒暖。斯三者,在平时即宜修养,受病时更不可不竭力注意。苟能于初病时,遵守此法,大病必减为轻,轻病不难即愈。

祸从口出,病从口入。国人最贪饮食,五味适口,肥甘杂进,致令脾胃受损,百病滋生。盖脾胃为脏腑中主,中央失调,受害最烈。故医者诊病,见人胃气绝,可决为死症。在常人固宜慎饮食以养生,若在病中,尤当格外谨慎。且病因既大半起于饮食,即脾胃已在受伤之中,再益以不慎之饮食,宜病之由轻而重,重而转危矣。可不慎哉。

病中万不能再用思虑。心为君主之官，百体从令，而后心君得神其用。体既不畅，益以苦思焦虑，则心血必然大亏。血枯则脏腑愈不得所养，而可治之病，即转为无可治矣。须知过去之事，已成过去。现任之事，病中亦无可治。未来之事，事尚未来，安用焦思。病者如能将心境放宽，一空万念，则胸中自有天地皆宽之趣。如是静养数日，病无有不轻减者也。

暴症之来，必先有不舒服现象见端。因自恃体健，强为支撑，病乃一发不可收拾。凡得暴症而自知神思不甚清白者，急需平心静气，切莫慌乱，自失主张。心定则神定，神定则气血自能渐渐回复，而可以施治。凡暴症脏腑必有大伤之处，病者于饮食嗜欲之道，需极端力制，能断绝食物一二日者尤妙。不得已而进饮食，亦以淡汤薄粥为宜。

病在初起时，似勿宜骤进药品，必先将病因仔细思量。思得之后，用普通药品，如消食之槟榔、山楂，发表之午时茶、神曲等，浓煎服食。苟能见效，即可决定病源之所在。万不得已而请医生，必须将病源及身心感觉现象，详细相告，庶不致有药不对症之弊。静观固极端主张静养，而不敢罔用药物者也。

静观服务粤汉铁路时，值大水后驻琶江口修理路基。奔走测量指挥工事凡两阅月，风寒暑热，积受甚深，兼之在工时饮水不洁，且有未经滚沸者，迨工事粗竣，忽患恶痢。登厕时人固健好如恒，仅于下粪时觉痛苦非常，且所下又不甚多，犹未措意。讵知一起身，房屋器物，均见转旋，身即摇摇欲倒。转目视厕中，见粪现五色光，始知受病深矣。即绝饮食就床静卧，嘱役人浓煎午时茶两剂服之，盖被取汗，至极渴时，以午时茶代茶。卧凡两日，未尝进食，亦不觉饿。至三日而疾愈，五日而健，饭如恒矣。此静养断饮食所亲身试验之效也。

王阳明曰：今之调养者，多厚食浓味，剧酣谑浪，或竟日偃卧。如此，是挠气神昏，长惰召疾，岂摄养精神之谓哉。务须绝饮酒，薄滋味，则气自清。寡思虑，屏嗜欲，则精自明。定心志，少眠睡，则神自澄。君子未有不如此，而能致力于学者。

张会卿《先天后天论》曰：人生于地，悬命于天，此人之制命于天也。栽者培之，倾者覆之，此天之制命于人也。天本无二，而以此观之，则有天之天者，谓生我之天，生于无而由乎天也。有人之天者。谓成我之天，成于有而由乎我也。生者在前，成者在后，而先天后天之义，于斯见矣。故以人之禀赋言，则先天强厚者多寿，先天薄弱者多夭。后天培养者，寿者更寿。后天斫削者，夭者更夭。若夫骨骼者，先天也。肌肉者，后天也。精神者，先天也。容貌者，后天也。颜色之有辨也，苍者寿，而嫩者夭。嫩中有苍者吉，苍中有嫩者凶。声音之有辨也，充者寿，而怯者夭。虽细而长者吉，虽洪而促者凶。形体之有辨也，坚者寿，而脆者夭。身虽羸瘦，而动作能耐者吉。体虽强壮，而精神易困者凶。动静之有辨也，静者寿，而躁者夭。性虽若急，而急中有和者吉。阳虽若厚，而阴中蕴薄者凶。至若少长之辨，初虽绵弱，而渐长渐坚者，晚成之征也。气质之辨，少年华丽，而易盈易满者，早凋之兆也。是故两天俱得其全者，耆艾无疑也。先后俱失其守者,夭促弗卜也。若以人之作用言,则先天之强者不可恃,恃则并失其强矣。后天之弱者当知慎,慎则人能胜天矣。所谓慎者,慎情志可以保心神,慎寒暑可以保肺气,慎酒色可以保肝肾,慎劳倦饮食,可以保脾胃。惟乐可以养生,最乐者,莫如为善。惟福可以保生,祈福者,切勿欺天。但使表里无亏,则邪疾何由而犯。而两天之权,不在我乎。故广成子曰,毋劳尔形,毋摇尔精,乃可以长生。至矣哉,两言尽之矣,勿以此为易而忽之。

张会卿《七情内伤论》曰:过于喜者伤心而气散,心气散者,收之养之。过于怒者伤肝而气逆,肝气逆者,平之抑之。过于思者伤脾而气结,脾气结者,温之豁之。过于忧者伤肺而气沉,肺气沉者,舒之举之。过于恐者伤肾而气怯,肾气怯者,安之壮之。

又《六杀论》曰:伤生有六杀,酒色财气功名庸医是也。六杀不避,不可以养生。而避之全由乎我。酒杀可避,吾能不醉也。色杀可避,吾能不迷也。财杀可避,吾能不贪也。气杀可避,吾能看破不认真也。功名之杀可避,吾能素其行藏也。庸医之杀可避,吾能相知以豫也。而又培以为善,存以勿欺,守以不行险,戒以勿侥幸,则可全收养生之效矣。薛文清公曰:每思遗体之重,未尝一日忘先人。

摄生消息论

邱长春祖师著

春季摄生消息

春三月,此谓发陈,天地俱生,万物以荣。夜卧早起,广步于庭,被发缓行,以使志生。生而勿杀,与而勿夺,赏而勿罚,此养气之应,养生之道也。逆之则伤肝,肝木味酸,木能胜土,土属脾主甘,当春之时,食味宜减酸益甘,以养脾气。春阳初升,万物发萌。正二月闲,乍寒乍热。高年之人,多有宿疾,春气所攻,则精神昏倦,宿病发动。又兼入冬以来,拥炉薰衣,啖炙炊煿成积,至春因而发泄。致体热头昏,壅隔涎嗽,四肢倦怠,腰脚无力,皆冬所蓄之疾。常当体候,若稍觉发动,不可便行疏利之药,恐伤脏腑,别生余疾。惟用消风和气凉膈化痰之剂,或选食治方中,性稍凉利,饮食调停以治,自然通畅。若无症状,不可吃药。春日融和,当眺园林亭阁虚厂之处,用摅滞怀,以畅生气。不可兀坐,以生他郁。饭酒不可过多,人家自造米面团饼,多伤脾胃,最难消化,老人切不可以饥腹多食,以快一时之口,致生不测。天气寒暄不一,不可顿去棉衣。老人气弱骨疏,体怯风冷,易伤凑里。时备夹衣,遇暖易之,一重渐减一重,不可暴去。

刘处士云：春来之病，多自冬至后夜半一阳生。阳无吐，阴无纳。心膈宿热，与阳无相冲。两虎相逢，狭道必斗矣。至于春夏之交，遂使伤寒虚热时行之患，良由冬月焙火食炙，心隔宿痰，流入四肢之故也。当服祛痰之药以导之，使不为痰。不可令背寒，寒即伤肺，令鼻塞咳嗽。身觉热甚。少去上衣。稍冷莫强忍，即便加服。肺俞五脏之表，胃俞经络之长，二处不可失寒热之节。谚云"避风如避箭，避色如避乱。加减逐时衣，小餐申后饭"是也。

肝脏春旺

属肝木，为青帝，卦属震，神形青龙，象如悬匏。肝者，干也，状如枝干，居在下，少近心。左三叶，右四叶，色如缟映绀。肝为心母，为肾子。肝中有三神，名曰爽灵、胎光、幽精也。夜卧及平旦，扣齿三十六通，呼肝神名，使神清气爽。目为之宫，左目为甲，右目为乙。男子至六十，肝气衰，肝叶薄，胆渐减，目即昏昏然。在形为筋，肝脉合于木，魂之藏也。于液为泪，肾邪入肝，故多泪。六腑胆为肝之府，胆与肝合也，故肝气通，则分五色，肝实则目黄赤。肝合于脉，其荣爪也，肝之合也。筋缓弱，脉不自恃者，肝先死也。目为甲乙，辰为寅卯。音属角，味酸，其嗅臊膻，心邪入肝，则恶膻。肝之外应东岳，上通岁星之精。春三月，常存岁星，青气入于肝。故肝虚者，筋急也。皮枯者，肝热也。肌肉斑点者，肝风也。人之色青者，肝盛也。人好食酸味者，肝不足也。人之发枯者，肝伤也。人之手足多汗者，肝方无病。肺邪入肝则多哭。治肝病，当用嘘为泻，吸为补。其气仁，好行仁惠伤悯之情，故闻悲则泪出也。故春三月水旺，天地气生，欲安其神者，当泽及群乌，恩沾庶类，无竭川泽。毋漉陂塘，毋伤萌芽，好生勿杀，以合太清，以合天地生育之气。夜卧早起，以合乎道。若逆之则毛骨不荣，金木相克，而诸病生矣。

相肝脏病法

肝热者，左颊赤。肝病者，目夺，而胁下痛，引小腹，令人喜怒。肝虚则恐，如人将捕之；实则怒。虚则寒，寒则阴气壮，梦见山林。肝气逆，则头痛耳聋颊肿。肝病欲散，急食辛以散之，用酸以补之。当避风，肝恶风也。肝病脐左有动气，按之牢若痛，支满淋溲，大小便难，好转筋。肝有病则昏昏好睡眠。

生膜视物不明，飞蝇上下，努肉攀睛。或生晕映冷泪，两角赤痒，当服升麻疏散之剂。

基曰：人之年寿长短，元气所禀，本有厚薄，但能善养，亦可延年。如烛有长短，使其刻画相同，则久暂了然。若使置长烛于风中，护短烛于笼内，则以彼易此，未可知也。

唐彪曰：大寒之至，透骨裂饥。而花藏密户，可以繁茂而不凋。大热之至，烁石流金。而冰藏井窖，可以坚凝而不解。无他，人定能胜天也。故寿夭不关气禀之厚薄，在乎摄养之谨肆耳。谨则或易羸病为长年，肆则或变康强为夭折，未可知也。不必以赋薄为忧也。

《卫生歌》云："恩爱牵缠不自由，利名萦绊几时休。放宽些子留余福，免致中年早白头。"又曰："卫生切要知三戒，大欲大怒并大醉。"

古人云：人一日之中，一家之事，应接无穷。而劳形百出,起居不知节宣,万感不能解脱。乃恣意行为劳动,不知五脏六腑之精,所当珍惜,以安吾体。六欲七精之伤,所当远避,以养吾形。恃年力之壮,乃恣意不以为劳,何知衰朽之因,死亡之速,由此而致。然后求药物以活吾命,岂可得哉。

孙真人云:"贪欲无穷亡却精,用心不已失元神,劳形散尽中和气,更仗何因保此身。心莫太费,费则劳。形莫太劳,劳则怯。神莫太伤,伤则虚。气莫太损,损则绝。戚戚于忧畏,急急于求谋,皆宜戒也。"彪曰:"作事不可过则,过则必至劳伤。故耳不宜极听,目不宜极视,坐不至久,卧不至疲,走不极速。是凡事过,则皆不可也。况才所不逮而困思,力所不胜而强举,焉能有不损伤者乎。"

《素问》云:起居不节,用力过度,则脉络伤。伤阳则衄血,伤阴则下血。又曰:大喜伤阳,大怒伤阴。

彪曰:卫生之道,莫大乎法天。能法乎天,则可长生人世矣,岂但区区却疾已乎。骆耕道尝曰:修生之士,宜书月令于屏风,朝夕观览,使饮食居处,运行休息,毋逆天时,则延生其庶几矣。《灵枢》《素问》二书,屡言卫生之道,总在毋逆天时。天时者,动静阴阳,升降开阖,生长变化收藏也。以昼夜言之,昼从阳而动,故宜运行。夜从阴而静,故宜休息。动静不可与天违也。春三月,天地之气生升,宜效其生升,凡沈降肃杀之举动,一切忌焉。夏三月,天地之气长发,宜顺其长发,凡闭塞遏抑之行境,一切忌焉。秋三月,天地之气收肃,宜肖其收肃,凡开发增长之奉养,一切忌焉。冬三月,天地之气收降,宜顺其收降,凡升提扰动之作为,一切忌焉。至于饮食,四时宜忌,尤当谨也。春月宜食甘少酸,夏月宜食辛减苦,秋月宜食酸减辛,冬月宜食苦减咸,四季月宜食咸少甘。推之用药与针灸,皆不可不知其理。一反之,则违天背时,夭折人生命矣。养生者不可不知此理,行医者更不可不知此理也。

《素问·调神论》云:升降浮沉则顺之,寒热温凉则逆之,皆所以顺天时也。又曰:圣人春夏养阳,秋冬养阴。李东垣云:形气不足者,则朝服补气药以养阳,暮服补精药以养阴。朝与暮即有阴阳之分,用药不可颠倒也。

真山西云:夏月伏阴在内,外虽极热,内实伏寒。冷水沐浴,卧冷枕凉,瓜桃生冷,皆切忌焉。冬月伏阳在内,大忌大汗,阳气散泄,来年精神便不旺也。

夏季摄生消息

夏三月,属火,主于长养,心气火旺,味属苦。火能克金,金属肺,肺主辛。当夏饮食之味,宜减苦增辛以养肺。心气当呵以疏之,嘘以顺之。三伏内腹中常冷,时忌下利,恐泄阴气,故不宜针灸,惟宜发汗。夏至后夜半一阴生,宜服热物,兼服补肾汤药。夏季心旺肾衰,虽大热,不宜吃冷淘冰雪蜜冰凉粉冷粥。饱腹受寒,必起霍乱。莫食瓜茄生菜,原腹中方受阴气,食此凝滞之物,多为症块。若患冷气痰火之人,切宜忌之,老人尤当慎护。平居檐下过廊街堂破窗,皆不可纳凉。此等所在虽凉,贼风中人最暴,惟宜虚堂净室水亭木阴洁净空厂之处,自然清凉。更宜调息净心,常如冰雪在心,炎热亦于吾心少减。不可以热为热,更生热矣。每日宜进温补平顺丸散,饮食温暖,不令大饱,常常进之。宜桂汤豆蔻熟水,其于肥腻当戒。不得于星月下露卧,兼便睡著,使人扇风取凉。一时虽快,风入腠里,其患最深。贪凉兼汗身当风而卧,多风痹手足不仁语言塞涩四肢瘫痪。虽不人人如此,亦有当时中者,亦有不便中者,其说何也?逢年岁方壮,遇月之满,得时之和,即幸而免。至后还发,若或年力衰迈,值月之空,失时之和,无不中者。头为诸阳之总,尤不可风,卧处宜密防小隙微孔,以伤其脑户。夏三月,每日梳头一二百下,不得梳著头皮,当在无风处梳之,自然去风明明矣。

《养生论》曰:夏谓蕃莠,天地气交,万物华实。夜卧早起,无厌于日。使志无怒,使华成实,使气得泄,此夏气之应长养之道也。逆之则伤心,秋发痎疟,奉收者少,冬至病重。又曰:夏气热,宜食菽以寒之,不可一于热也。禁饮热汤,禁食过饱,禁湿地卧,并穿湿衣。

心藏夏旺

心属南方火,为赤帝神,形如朱雀,象如倒悬莲蕊。心者纤也,所纳纤微无不贯注,变水如血也,重十二两,居肺下肝上,对尾鸠下一寸(注曰:胞中心口掩下尾鸠也)。色如缟映绛,中有七孔三毛。上智之人,心孔通明。中智之人,五孔心穴通气。下智无孔,气明不通,无智狡诈。心为肝子,为脾母。舌为之宫阙,窍通耳,左耳为丙,右耳为丁。液为汗,肾邪入心则汗溢,其味苦。小肠为心之腑,与心合。《黄庭经》曰:心部之宅,莲含花下,有童子。丹元家主适寒热,荣卫和丹。锦绯囊,披玉罗,其声微,其嗅燋。故人有不畅事,心即燋燥。气通则知五味,心病则舌燋卷而短,不知五味也。其性礼,其情乐。人年六十,心气衰弱,言多错忘。心脉出于中冲生之本神之处也,主明运用心合于脉,其色荣也。血脉虚少,不能荣脏腑者,心先死也。心合辰之巳午,外应南岳,上通荧惑之精。故心风者,舌缩不能言也。血壅者,心惊也。舌无味者,心虚也。善忘者,心神离也。重语者,心乱也。多悲者,心伤也。食好苦者,心不足也。面青黑者,心气冷也。容色鲜好红活有光,心无病也。肺邪入心则多言,心通微,心有疾,当用呵。呵者,出心之邪气也。故夏三月欲安其神者,则含忠履孝,辅义安仁。安息火炽,澄和心神。外绝声色,内薄滋味。可以居高朗,远眺望,早卧早起,无厌于日。顺于正阳以消暑气,逆之则肾心相争,火水相克,火病由此而作矣。

相心脏病法

心热者,色赤而脉溢。口中生疮,腐烂作臭。胸膈肩背两胁两臂皆痛,心虚则心腹相引而痛。或梦刀杖火焰赤衣红色之物,炉冶之事,以恍布人心。病欲濡,急食咸以濡之,用苦以补之,甘以泻之。禁湿衣热食,心恶热及水。心病当脐有动脉,按之牢若痛,更苦烦煎。手足心热,口干舌强,咽喉痛,咽不下,忘前失后。

先哲云:气欲顺不欲逆,欲平不欲乱,逆乱则疾病生焉。嗔心一发,则气逆而不顺,乱而不平。养生者,胸次宜如光风霁月,使吾身无逆乱之气,而后可却病延年也。

唐彪曰:怒气一动,火即炽焉。怒出于肝,肝火一旺,能燥脾胃之精液。是不但一脏伤,而两脏皆伤矣。

孙真人曰:欲求长生须戒性,火不出兮心自定。木还去火不成灰,人常戒性能延命。

唐彪曰:养生者宜远色,理已见于色字部。既见于彼,则不必再见于此。欲知养生之理,宜取色字部参看焉。

彪曰:人之生死,由乎精气。精气盛则壮健,弱则衰病,竭则死亡。如灯之需油,鱼之需水,油干则灯灭,水涸则鱼亡,其理昭然可见也。蒲传正旧为杭州郡守,年将百岁,色泽丰润,如同婴儿。乡绅李觉问其术,答曰:术最简易,惟少年不放纵,将老绝欲早,无他术也。

彪曰:远行疲乏,疾病未痊,疮疡未愈,及大醉饱,皆不可入房。至于读书作文辛苦,尤宜谨慎。盖劳心而不节欲,则火动。火动则肾水日耗,水耗则火益炽。肺经受害,变为羸怯,多至夭亡。可不惧哉。

昔人云:冬至一阳生,夏至一阴生。其气甚微,如草木萌生,易于伤伐。倘犯色戒,则来年精神必疲惫。故二节之前后半月,必不可不慎嗜欲也。

古人云:夏季是人脱精神之时,心旺肾衰,液化为水。不问老幼,皆宜食暖物,独宿养阴。

彪曰:每月廿八日,人神在阴,有房事则触犯人神,无疾者必生病,病者必增病。即壮盛之人,亦生小病。屡有征验也。真空寺老僧教邝子元云:凡溺爱冶容而作色荒,禅家谓之外感之欲。夜深枕上思得冶容,或成宵寐之变,禅家谓之内生之欲。二者之欲,绸缪染著,皆消耗元精。若能离之,则肾水自然滋生,可以上交于心,肾水上升,心火下降,疾病何由生也?

薛瑄云:养生者贵和畅其生机。生机一畅,则精气源源而生。生机者,心中尝怡适,而无忧愁抑郁也。林英年高致仕,貌如壮者。问其何术至此?答曰:但生平不会烦恼,一切吉凶祸患,听之天命,不预忧也。此无病养生之真术也。

《灵枢经》云:内伤忧愁,则气上逆,六脉不通,血凝不散。悲哀过情,则心伤。精神恍惚,恐惧不解,则怔忡惊悸。五脏失守,大惊则心无所倚,神无所归。故履危冒险,则神飞意外,大惊则神恐。

彪曰:思虑太多,则心液干枯,睡眠不稳。且心火不能生乎脾土,则脾气郁结,饮食减少。欲求无病而寿,不亦难乎。

苏东坡曰:多思之患,甚于好色。思虑多则心火上炎,肾水下渗。肾心不交,大疾起矣。

邝子元有疾。真空寺老僧教之曰:相公之贵恙,起于烦恼,烦恼起于妄想。妄想之来,其几有三。或追忆数十年前荣辱恩仇,悲欢离合,及种种闲情,此是过去妄想。或事到眼前,可以顺应,却乃畏首畏尾,三番四覆,犹豫不决,此是现在妄想。或期望日后富贵荣华,皆如其愿,或期望功成名遂,告老归田。或期望子孙贵显,以继书香,与夫一切不可必成,不可必得之事,此是未来妄想。三者妄想,忽然而生,忽然而灭,禅家谓之幻心。能照见其妄,而斩断念头,禅家谓之觉心。故曰:不患念起,特患觉迟。此心若同太虚,烦恼何处安脚。至若思索文字,忘其寝食,禅家谓之理障。经纶职业,不惜劳苦,禅家谓之事障。二者之障,虽非人欲,亦损性灵。若能遣之,则心火不至上炎,可以下交于肾。

秋季摄生消息

秋三月，主肃杀，肺气旺，味属辛。金能克木，木属肝，肝主酸。当秋之时，饮食之味，宜减辛增酸，以养肝气。肺盛则用咽以泄之。立秋以后，稍宜和平将摄。但凡春秋之际，故疾发动之时，切须安养，量其自性将养。秋间不宜吐，并发汗，令人消烁，以致脏腑不安。惟宜针灸下药，进汤散以助阳气。又若患积劳五痔消渴等病，不宜吃干饭炙煿，并自死牛肉，生鲙鸡猪，浊酒陈臭，咸醋黏滑，难消之物，及生菜瓜果鲊酱之类。若风气冷病疟癖之人，亦不宜食。若夏月好吃冷物过多，至秋患赤白痢疾，兼疟疾者，宜以童子小便二升，并大腹槟榔五个，细剉，同便煎取八合，下生姜汁一合，和收起腊雪水一钟。早朝空心分为二服，泻出三两行。夏月所食冷物，或胸脘有宿水冷脓，悉为此药祛除，不能为患。此汤名"承气"，虽老人亦可服之，不损元气。况秋令又当其时，此药又理脚气，悉可取效。丈夫泻后两三日，以薤白煮粥，加羊肾同煮，空心服之，殊胜补药。又季秋谓之容平，天气以急，地气以明。早卧早起，与鸡俱兴，使志安宁，以缓秋形。收敛神气，使秋气平。无外其志，使肺气清，此秋气之应养，收之道也。逆之则伤肺，冬为飧泄，奉脏者少。秋气燥，宜食麻以润其燥。禁寒饮，并穿寒湿内衣。《千金方》曰：三秋服黄芪等丸一二剂，则百病不生。

肺脏秋旺

肺属西方金，为白帝神，形如白虎，象如悬磬，色如缟映红。居五脏之上，对胸若覆盖然，故为华盖。肺者勃也，言其气勃郁也。重三斤三两，六叶两耳，总计八叶。肺为脾子，为肾母，下有七魄，如婴儿，名尸狗、伏尸、雀阴、吞贼、非毒、除秽、辟臭，乃七名也。鼻为之宫，左为庚，右为辛，在气为咳，在液为涕，在形为皮毛也。上通气至脑户，下通气至脾中，是以诸气属肺，故肺为呼吸之根源，为传送之宫殿也。肺之脉，出于少商，又为魄门。久卧伤气，肾邪入肺，则又多涕。生于右，为喘咳。大肠为肺之府，大肠与肺合，为传泻行导之府。鼻为肺之宫，肺气通，则鼻知香臭。肺合于皮，其荣毛也。皮枯而毛发落者，肺先死也。肺纳金，金受气于寅，生于巳，旺于酉，病于亥，死于午，墓于丑。为秋日，为庚辛，为申酉，其声商，其色白，其味辛，其臭腥。心邪入肺，则恶腥也。其性义，其情虑，肺之外应五岳。上通太白之精，于秋之五日。存太白之气，入于肺，以助肺神肺风者。鼻即塞也。容色枯者，肺干也。鼻痒者，肺有虫也。多恐惧者，魄离于肺也。身体黧黑者，肺气微也。多怒气者，肺气盛也。不耐寒者，肺劳也，肺劳则多睡。好食辛辣，肺不足也。肠鸣者，肺气壅也。肺邪自入者，则好笑。故人之颜色莹白者，则肺无病也。肺有疾，用咽以抽之。无故而咽者，不祥也。秋三月金旺主杀，万物枯损，欲安其魄，而存其形者，当含仁育物，施恩敛容。阴阳分形，万物收杀。雀卧鸡起，斩伐草木，以顺秋气。长肺之刚，则邪气不侵。逆之，则五脏乘而诸病作矣。

相肺脏病法

肺病热者，右颊赤。肺病色白而毛槁，喘咳气逆。胸背四肢烦痛，或梦美人交合，或见花幡衣甲，日月云鹤，贵人相临。肺虚则气短，不能调息。肺燥则喉干，肺风则多汗畏风,咳如气喘,且善暮甚,气病上逆,急食苦以泄之。又曰:宜酸以收之,用辛以补之,苦以泻之。禁食寒,肺恶寒也。肺有病不闻香臭,鼻生息肉。或生疮疥,皮肤燥痒。气盛咳逆,唾吐脓血,宜服排风散。

静观近聆

师训:凡扣齿摩腹吸气等,均非正法,静观不慎,前所选录养生法中,间有及此者,负咎实深。兹特附志于此,以告同人。甚愿同人之养生者,从心性上用功夫,则万无一误。幸勿行持非正法,而致憾焉。静观拜启。

冬季摄生消息

冬三月,天地闭藏。水冰地坼,无忧乎阳。早卧晚起,以待日光。去寒就温,毋泄皮肤。逆之伤肾,春为痿厥,奉生者少。斯时伏阳在内,有疾宜吐。心膈多热,所忌发汗,恐泄阳气故也。宜服酒浸补药,或山药酒一二杯,以迎阳气。寝卧之时,稍宜虚歇。宜寒极方加棉衣,以渐加厚,不得一顿便多,惟无寒即已。不得频用大小烘炙,尤甚损人。手足应心,不可以火炙手,引火入心,使人烦躁。不可就火烘炙食物。冷药不治热极,热药不治冷极。水就湿火就燥耳。饮食之味,宜减酸增苦,以养心气。冬月肾水味咸,恐水克火,心受病耳,故宜养心。宜居处密室,温暖衣衾,调其饮食,适其寒温。不可冒触寒气,老人尤甚,恐寒邪感冒,为咳逆麻痹昏眩等疾。冬月阳气在内,阴气在外,老人多有上热下冷之患,不宜沐浴。阳气内蕴之时,若加汤火所逼,必出大汗。高年骨肉疏薄,易于感动,多生外疾。不可早出以犯霜威,早起服醇酒一杯以御寒,晚服消痰凉膈之药,以平和心气,不令热气上涌。切忌房事,不可多食炙煿肉面馄饨之类。

肾脏冬旺

《内景经》曰:肾属北方水,为黑帝。生对脐腑腰脊,重一斤一两,色如缟映紫。主分水气,灌注一身。如树之有根,生气之府,死气之庐。守之则存,用之则竭。为肝母,为肺子,耳为之官。天之生我,流气而变谓之精,精气往来谓之神,神者肾藏其情智。左属壬,右属癸,在辰为子亥,在气为吹,在液为唾,在形为骨。久立伤骨,为损肾也。应在齿,齿痛者,肾伤也。经于上焦,荣于中焦,卫于下焦。肾邪自入则多唾,膀胱为津液之府,荣其发也。《黄庭经》曰:肾部之宫玄关圆,中有童子冥上玄,主诸脏腑九液源,外应两耳百液津。其声羽,其味咸,其臭腐。心邪入肾,则恶寒。凡丈夫六十肾气衰,发变齿动,七十形体皆困。九十肾气焦枯,骨痿而不能起床者,肾先死也。肾病则耳聋,骨痿肾合于骨,其荣在髭。肾之外应北岳,上通辰星之精,冬三月存辰星之黑气,入肾中存之。人之骨疼者,肾虚也。人之齿多龃者,肾衰也。人之齿堕者,肾风也。人之耳痛者,肾气壅也。人之多欠者,肾邪也。人之腰不伸者,肾乏也。人之色黑者,肾衰也。人之容色紫而光者,肾无病也。人之骨节鸣者,肾羸也。肺邪入肾,则多呻。肾有疾,当吹以泻之,吸以补之。其气智,肾气沉滞宜重吹,则渐通也。肾虚则梦入暗庭,见妇人僧尼龟鳖蛇马旗枪,自身兵甲,或山行,或溪舟。故冬之三月,乾坤气闭,万物伏藏,君子戒谨,节嗜欲,止声色,以待阴阳之定。无竞阴阳,以全其生,合乎太清。

相肾藏病法

肾热者,颐赤。肾有病,色黑而齿槁,腹大体重,喘咳汗出,恶风。肾虚则腰中痛,肾风之状,颈多汗恶风,食欲下,膈寒不通,腹满胀,食寒则泄。在形黑瘦肾燥急,食辛以润之。肾病坚急,食咸以补之,用苦以泻之。无犯热食,无著暖衣。肾病脐下有动气,按之牢若痛,苦食不消化,体重骨疼,腰胯膀胱冷痛脚痛或痹,小便余沥疝瘕所缠,宜服肾气丸。

四时调摄养生治病大旨,尽乎此矣。他如《灵》《素》诸编,皆绪论耳。

《摄生消息论》,录自《学海类编》,于摄生之道,言之较他书详备。节去内经诸论,尤有独到之见。然篇中于调养诸法,时有误谬之处,或非长春真人原著,为后人所假托耳。静观识。

唐彪曰:食物须细嚼精味,方得散运于脾胃,充盛于血肉。嚼而不细,则只为糟粕,填塞肠胃耳。至于坚硬之物,尤须细嚼。年高之人,脾胃已虚,不能运化。一切食物,尤须软熟。又可一次食者,当分为两次食也。

又曰:气由胃运,饱则胃即充塞。气阻不行,脾倦不能摩运,则为痞为胀,痞胀久留不去,痰血结聚,则为食症,为痃癖。故《素问》云:饮食过倍,脾胃乃伤。又云:饥而饱食,经脉横解,内为肠癖,外为痔漏。

孙真人曰:不可太饥,饥则伤气。不可太渴,渴则伤血。

真西山云：晚饭须宜申酉时，向夜须防滞胸膈。不论少壮老年，食后皆不可即卧。又古云：人欲寿长久，夜饭须减口。

又曰：肥能发火，又能生痰，兼且滑肠。故油腻之物，必不可多食也。煎炒煿炙，生痰动火，发大痈疽，不可多食，且不宜乘热食也。不可将盐点茶，能令下焦虚冷。

彪曰：毒菌河豚，自死禽兽，鲊酱陈臭，醃藏闭气主风之物，与粘腻难化之物，皆忌食之。

《素问·至真要大论》云：气伤于味，故厚味必伤而病。酸多伤脾，苦多伤肺，辛多伤肝，甘多伤肾，咸多伤心。五味偏胜，久而增气，气增而久，疾病生焉，夭之由也。

《灵枢·五禁篇》云：肝病禁辛，心病禁咸，脾病禁酸，肾病禁甘，肺病禁苦。五辛能发虚阳，引动相火，宜少食也。

彪曰：脾胃恶湿喜燥，必不可多饮茶汤。一老人年七十三，壮健如少者，人问其何术颐养？答曰：吾无他术，但生平不习饮汤水耳。初时亦不能多减，须渐渐减之，日久脾胃燥健，气盛液行，自然不渴。后必不减而自减矣，此吾所以老而壮健也。

又曰：人生伤饮者多，伤食者少。人但知伤食，不知伤饮。医者但识人伤食，不识人伤饮。岂知伤饮之害，甚于伤食。久久不治，轻者变为稠痰，重者化为饮癖。饮癖者，气结一泡，裹衣于其中，如猪之油泡者是也。腹中窒碍，多由此致。《金匮》云：呕家本渴，今反不渴者，心下有支饮故也。又云：心下有支饮，其人苦冒眩。又云：其人昔壮今瘦，水走肠间，辘辘有声，谓之痰饮。又云：水停于胁下，咳嗽引痛，谓之悬饮。又云：多饮水，流于四肢，不能从汗而出，身体疼重，谓之溢饮。此五饮者，本病既已难去，又能变成他病。虽治各有方，而医者全然不知。人欲却病延年者，不可不致慎于此也。

《灼艾集》云：仆旧苦脏疾。遇一道者云：但不食豚，则疾去矣。忌至一岁，宿疾果愈，且觉气壮而神清。按《本草》云：豚肉不可食，能生风，又耗心气，文人尤所当戒，且忌与吴茱萸、白菜、荞麦同食也。

《素问》云：寒伤于血，热伤于气。故衣服欲适寒温，寒不使悽怆，热不令大汗。

唐彪曰：一切饮食，过热增火，过冷增寒，更伤脏腑。寒温中适，不生邪僻。衣服太暖太凉，皆能致病。古语云："若欲无疾，频脱频著"，妙诀也。

又曰：《素问》云：百病始于风，风者百病之长也。故圣人避风如避矢石焉。是以坐卧不可当风，而脑后尤须避忌。夜卧风中，是自求祸也。

又曰：《灵枢·百病始生篇》云，风雨乘阳之虚，病起于上而生积也。寒湿乘阴之虚，病起于下而成积也。故大寒大热，大风大雾，皆不宜远行。若冒犯之，必有损伤也。

又曰：风寒之中人也，皆乘虚而入。劳倦之余，入房之后，心内有忧，皆当避风，不避则邪必乘虚而入也。

又曰：贼风尤当避忌。贼风者，对冲月建之风也。月令最尊，而风敢触犯之，故谓之贼风。假如正月建寅，大风从申方来。二月建卯，大风从西方来。三月建辰，大风从戌方来。诸月皆然，人受其邪，则变为诸大病也。

真西山云：天寒时，起不宜太早，以日出为准则。

劳曾三曰：眼者神之户牖，人多视则神必耗，自非亲历者不知。

《养生杂忌》云：睡不宜远，不宜大汗，不宜眠中挥扇，不宜数数沐浴，不宜多睡，寝息不可失常期。只宜漱齿，不宜淘舌。酒后发渴，忌多饮茶水，忌久谈伤气，既寝尤忌多言。盖睡则五脏皆横，言则有妨于脏气也。

《先哲养病十则》云：静坐观空，觉四大原从假合，一也。烦恼现前，以死譬之，二也。常将不如我者，强自宽解，三也。造物劳我以生，遇病稍闲，反生庆幸，四也。宿业现逢，不可逃避，欢喜领受，五也。家室和睦，无交谪之言，六也。人生各有病根，常自观察克治，七也。风露谨防，嗜欲淡薄，八也。饮食宁节勿多，起居务适勿强，九也。觅高明贤友，讲开怀出世之谈，十也。

先哲云：人生有病，乃系天命。或因运限，或属孽缘。更当识破这个躯壳，一一是假，一意安静，听病如何磨炼。心不在病，自然重者渐轻，轻者渐愈。今人有病，即怨人不善扶持，恨人不求医药，责人不常问候，任性烦恼。不知生死是定数，岂急躁可免乎。况心是身之主，心不宁，脏腑气血皆乱。轻病必重，重病必死，故养病以宽心定心为主。

郭伯康遇神授以《卫生偈》云："自身有病自心知，身病还将心自医。心境静时身亦静，心生即是病生时。"郭用其言，康强百岁。佛经云：一切由心造，人可不知治心之法乎？

薄滋味，省思虑，节嗜欲，戒喜怒，惜元气，简言语，轻得失，破忧沮，除妄想，虚好恶，收视听。诗曰："惜气存精更养神,少思寡欲勿劳心。食惟半饱无兼味,酒止三分莫过巡。每出和言多取悦,常含乐意少生嗔。炎凉变诈都休问,任我逍遥度百春。"

《丹桂集》增辑云:夫妇正也,然亦贵有节。人之精力有限,淫欲无穷。以有限之精力,恣无穷之淫欲,无怪乎年方少而寿遂夭,人未老而力先衰也。《素女经》云:人生二十者,六日一泄。三十者,十日一泄。四十者,二十日一泄。五十者,三十日一泄。六十者,当闭而勿泄。然此特为精力旺者言,若单薄者,当更加节省。如此则不废人道,亦不致损伤元阳,必子孙蕃衍,筋力强固矣。至风雨雷电,晦朔弦望,神圣诞辰,及生辰忌日,一或不谨,得罪天地,身染异疾,家致不祥。生子形貌不全,性格顽劣,致种种灾异,尤不可不谨。

《座右铭》曰:生者待汝养,死者待汝葬,天下后世待汝治。汝无或轻尔生,以徇无涯之欲,而丧厥志。程子曰:吾以徇欲忘生为深耻。朱子曰:中年以后为学,须爱惜精神,恐忽有大事,无以应之。邢和叔曰:吾曹须爱养精力,精力稍不足则倦,所临事皆勉强而无诚意,接宾客语言尚不可,况临大事乎。

《真经》曰:宠辱不惊,肝木自宁。动静以敬,心火自定。饮食有节,脾土不泄。调息寡言,肺金自全。恬淡无欲,肾水自足。

《鹤鸣集》曰:闭户读书,所以祛除外感也。清心寡欲,所以和调中宫也。一步一趋,必师贤圣,参芪补益之剂也。一动一言,必祛匪僻,乌附攻克之方也。兼是行之,乃能保身,乃能保心。《葆生要旨》曰:怒甚偏伤气,思多太损神,神疲心易役,气弱病相萦。勿使悲欢极,常令饮食匀。再三防夜醉,第一戒晨嗔。盖养生之道,必寡思虑以养神,寡嗜欲以养精,寡言语以养气。

唐子西《古砚铭》曰:砚与笔墨,盖气类也。出处相近,任用宠遇相近也,独寿夭不相近也,笔之寿以日计,墨之寿以月计,砚之寿以世计,其故何也?其为体也,笔最锐,墨次之,砚钝者也,岂非钝者寿,而锐者夭乎?其为用也,笔最动,墨次之,砚静者也,岂非静者寿,而动者夭乎?吾于是而得养生之道焉,以钝为体,以静为用。

色戒录养生篇

黄帝闻广成子在崆峒之上，往问何道可以长生。答曰：必静必清，无劳尔形，无摇尔精，固其宅舍，守其命门，乃可长生。

程伊川先生曰：吾幼年禀质甚薄，幸自调养，三十而浸盛，四十五十而丰盈。今幸七十有二矣，较其筋骨于盛年，无损也。若人待老而求保生，是犹贫乏而蓄积，虽勤何益？傅青野曰：身体壮健人，知得自先天，而不知培养后天者居半。每见本来软弱者，自知不足，不敢妄加斲削，故老而益康。而本来强盛者，自恃有余，遂至肆行淫欲，故壮而即衰。然则软弱者，未必非天之所以福善。而强盛者，又未必非天之所以祸淫也。

蒲传正知杭州，乡老李觉者来谒，年已百岁，色泽光润，有同婴儿。公问摄养之术，曰：术至简易，但绝欲早耳。

《科名必览》曰：寡欲最上丹，首在清净念虑，欲火焚烧，精神易竭，遂至室其聪明，短其思虑。有用之人，不数年而废为无用，而且渐成劳瘵之患。盖不必其常近女色，只此独居时，辗转一念，已足丧其生平而有余也。

明翰林邝子元有心疾，昏愦如梦，闻真空寺有老僧，不用符药，能治心疾。往叩之，僧曰：此疾原于水火不交，凡溺爱冶容而作色荒，谓之外感之欲。夜深枕上思得冶容，或成宵寐之感，谓之内生之欲。二者绸缪染着，皆耗元气。若能节之，水不下涸，可以上交于心。火不上炎，可以下交于肾。子元深服其言，乃独处一室，断绝百扰，月余遂愈。

谢上蔡云：某色欲已断二十年矣。盖欲有为，必须强盛时，方能胜任，故断之也。

太仓张翠，九十余，耳目聪明，尚作画。问之，曰：平生惟欲心淡，欲事节耳。夫老而强健，人生第一乐事。而问其所以致此，不过曰节欲而已，固未尝断之绝之也。人亦何苦而自戕其生哉！

昔人规王黼曰：君不见夫飞蛾乎？飞翔烛上，驱之不去，终于焦烂。声色之害，不啻膏火也。今人之于钱财也，犹知计较锱铢，量入为出。而精液之可贵，非特钱财也。淫欲之所伤，非特锱铢也。财尽则穷，精尽则死，而毫不知惜。一旦无常忽到，主人将去，然后伏枕哀鸣，悔不早早珍重此数滴之水，亦已晚矣。古云："真精卖与粉头颅，翻向人间买秋石。"愚哉！

董江都曰：天地之气，不致盛满，不交阴阳。是以君子甚爱气，而谨游于房。

姚庭若曰：野草闲花，固宜永断。即夫妇之际，亦贵有节。若云正欲非淫，则家酿可不醉乎？且人终身疾病，恒从初婚时起。每见少年兴高力旺，往往恣情无度，渐成痨怯，甚者夭亡，累妇孀苦。百年姻眷，终身相偶，何苦从新婚时，种却一生祸根。前辈每遇子孙将婚，必谆谆以此戒之。

《自警篇》云：修养之士，宜书《月令》，置诸左右，夏至节嗜欲，冬至禁嗜欲。盖嗜欲四时皆损人，但冬、夏二至，乃为阴阳相争之时。尤能损人也。

《道经》曰：夫妻灯下交感，最能损寿。

《素女经》曰：人年二十者，四日一泄。三十者，八日一泄。四十者，十六日一泄。五十者，三十日一泄。六十者，当闭而勿泄。如此不废人道，亦不损元阳。傅青野曰：上古之人，体质醇厚，犹且节欲如此。近来禀气日弱，益当慎之又慎。昔杨诚斋谓好色者曰：阎罗老子，未尝相唤，子乃急急自求押到。斯言虽谑，可作深警。

岐伯曰：今时之人，以酒为浆，以妄为常。醉以入房，以欲竭其精，以耗散其真。不知持满，不知御神，务快其心，遂于生乐。起居无节，故半百而衰。傅青野曰：酒，淫薪也，欲火方炽，益之以薪，则愈炽矣。精气流泻，莫可止抑，危矣哉。医书曰：醉饱行房，五脏反覆，则饱亦不可也。又曰：行房百里者病，百里行房者死，则行路亦不可也。养生者，均宜痛惩。

兰谿县，有叔欺其侄，尽占亡兄之产。侄无如何，往府将控之。时盛夏，憩息井亭。见一蛇上树，自投于地，盘结少顷，又上，掷下，复结。如此数次，变为石鳖。侄恶之。前行至饭店，叔亦至，持一鳖付店。侄询其得自井亭，力阻其勿食，告以所见，众不信。于日中系鳖尾，倒悬树上，久渐长，复化为蛇。叔抚侄泣曰：我固欺汝，汝不恨我，反救我，我真非人哉！相与归家，尽吐所攘还之，和好如初。东轩主人曰：礼云，水潦降，不献鱼鳖。王充谓雨水暴下，虫蛇变为鱼鳖,离其本真。臣子谨慎,故不敢献,是蛇变鳖而毒,固其宜也。总之沽酒市脯,圣人犹不食,况不可知者乎?养生者慎之哉!

宋仁宗语群臣曰:朕夜来不寐而饥,思食烧羊。群臣曰:何不取索?仁宗曰:朕虑遂为常例,宁忍一时之饥,不忍启无穷之杀也。

徐兆魁《琐咏》云:"王政重养老,七十方食肉,世人无所择,有钱任口腹,朝饔与夕飧,肉食倍于谷。一逢嘉客至,罗列并六畜,伤哉物何辜,须念来生福。"又云:"万物尽我与,托生同逆旅。主人鏖茂育,宁论纤与巨。嗜欲至无涯,欲炽谁能御。淡薄足全仁,菜根良可茹。"

吾人一室独居,或远游旅馆,尤不可邪思淫想。彼妖魔鬼怪,往往变女迷人,令人丧命杀身。但扫除淫念,平日必先以正心为主,而正心又必自非礼勿视听始。盖无所触于耳目,自寂然不动于心思也。

好色之伤生固深,而嫖为尤甚。盖淫娼贱妓,倚门献笑,无非陷人之钓饵。一入其中,虽极聪明人,皆受迷惑。《字说》云:嫖者,入门便败。又《嫖字说》云:嫖者,如女票拘人见阎罗也。夫耗费家业,始富终贫,家族共摈,乡党不齿,固已悔之晚矣。况遇恶疮之妓,染成毒患。痛楚万状,腐烂周身,且生子亦多不育,嗟何及乎!

邪淫减寿折福,必不可犯。稍知自爱者,犹知戒惧。至于夫妇之间,男女之欲,若纵情放荡,亦大非却病延年之道,因缕陈之。古人云:伤生之事非一,而好色者必死。道书云:人生欲念不兴,则精气散于三焦,荣华百脉。及欲念既起，欲火炽然，翕撮三焦，精气流溢，并从命门输泻而出，可惧哉。

昔郑咸九先生《戒之在色论》云：天地不能不阴阳，圣人不能不男女。然阴阳不和，则为沴。男女不正，则为淫。君子方将参天地之道，而立生人之命。其敢自戕其身，而不知所戒乎。

黄鲁直云：人生血气未定时，不知早服仲尼之戒。故其壮也，血气当刚而不刚，所以寒暑易侵。人生一身为本，不可不致慎斯事也。此言最当玩味，因色是少年第一关，此关打不过，任他高才绝学，都是不得受用。盖万事惟凭此身，血肉之躯，所以能长存者，曰精、曰气、曰血。血为阴，气为阳，阴阳之所凝结者为精。精也者，舍乎骨髓，上通髓海，下贯尾闾，人身之至宝也。故天一之水不竭，则耳目聪明，肢体强健，如水之润物，百昌皆毓。又如油之养灯，油不竭，则灯不灭，故先儒以心肾相交为既济。盖心，君火也。火性炎上，常乘血气之未定，炽为淫思。君火一动，则肝肾之相火皆动，肾水遭烁，泄于外而竭于内，百病乘之而入矣。男子十六而精通，故古人三十而后娶，盖以坚其筋骨，保其元神。且三十后之血气稍定，亦不至如少年之自耗也。近世子弟，婚期过早，筋骨未坚，元神耗散。甚至内典所谓非法之淫，未娶而先拨其本根，既婚而益伐其萌蘖，不数载而精气消亡，奄奄不振。读书必无真得，力田难下苦工。志昏气惰，血不华色，气不充肌，渥然丹者为槁木，神不守舍。黟然黑者为星星，虽具人形，旋登鬼篆。如是者十有二三，纵使长成，而少年不能吃尽辛苦，后日终非令器。此固子弟之不才，亦由父师之失教。其业于农工商者，终日劳碌，力倦神疲，害不为甚。独少年学士，身逸心暇，纵欲良多。今为立三大法：一曰勤职业。逸则思淫，劳则思善，人情类然。故少长知色，则入于学，春秋教以礼乐，冬夏教以诗书。朝而受业，画而讲贯，夜而复习，计过无憾，而后即安。否则夏楚以威之，如是，则心劳而日进，心逸而日休矣。一曰别男女。见可欲则心动，不见可欲则心不动者，人情类然。故古者十岁出就外傅，则男女不同器而食，不同席而坐，不同室而处。出入有时，定省有节，如是则嫌疑之端绝，防闲之道密矣。一曰绝比呢。刘忠定公云：子弟宁可终岁不读书，不可一日近小人。盖小人一近，未有不迎合子弟者，中以邪说，诲以淫书，导以淫媒，而子弟之心荡矣。惟严师以教之，益友以辅之，即亲友中子弟，亦须简择老成者往来。如是则内外交修，德业日进，而父师之道尽矣。至于闺门衽席之间，父不便于训子，师亦难以制弟。稍知自爱者，皆当节欲保身，以图后程远大。此实存乎子弟耳。朱子谓孔明择妇，止得丑女奉身调度，人所不堪。彼其正大之气，经纶之蕴，固已得于天姿。然窃思其志气之所以日益精明，威望之所以日益隆重者，则寡欲养心之助为多。此又学人所当留意云。

苏子瞻云：伤生之事非一，而好色者必死。是声色者，杀身之斧斤也。一先辈自言生平于财气酒，俱无所著，惟于色不能无嗜。方少年时，见美姬娈童，辄心好焉，每恋恋不忘。后遇漆对溪公，公深于内养者也，余告以素性好色，必如何乃能淡去？公曰：精气者，人之所恃以为生者也，乃人生至宝。彼曲眉粉黛，冶容刑肤，来吾前者，乃盗贼劫去吾宝，戕吾性命者也。知其为盗，能劫吾宝，戕吾性命，必且深戒之，痛恶之，何暇好哉。又曰：凡人亦知重性命，至教以远色，必不听从。不知贪恋色欲，全体且必受病。将五官四肢，齐来累我，何可不痛绝之。其言痛切，当深佩也。

唐彪曰：人生色念，无所感触，尚且时时自生，何况有所牵引乎。今人以《西厢》为佳妙文章，习举业者，无不羡为珍宝，以为熟读之，则文章将日佳也，而不知此悖谬之言也。《西厢》者，一时词曲之工者也。秦汉唐宋文人未见《西厢》，而其文杰迈千古。元以后文人，得读《西厢》，而其文不但不及秦汉，且不及唐宋。然则谓《西厢》有益于文章，非确言也，乃好色者之言也，且人亦未思色之为害大矣。损精神，废正事，招疾病，夭天年，坏阴骘。远之且不能淡，何可牵引而甚之乎。甚矣，人不思而为邪言所误也。举一《西厢》，而淫词艳曲，可类推矣。

苏鸣冈先生《宴尔金丹》

色居三戒之先。明训严于君子，淫为万恶之首，铁榜注于森罗。自古宣淫纵欲，败国亡家。窃玉偷香，殒身丧命。苟为非己之色，必有果报之彰。若夫醮而三加，迎以六礼，《螽斯》衍绳绳之庆，《麟趾》叶振振之祥，美之至也，衾何有焉。所可异者，宴尔新婚，情好既笃，欲火难降。幸牵绣幕之丝，共沉鱼水之乐。方嫌昼永，转憾鸡鸣，不惜以百年婚姻，种祸胎于一夕。乃直以片时娱乐，致劳疾于终身。又或远行者绸缪于枕簟，多疾而恣肆于衾裯，兼之酒浸芙蓉，醉鼓琴瑟，虽父母爱子之心，无所不至，然儿女闺房之事，岂尽明言。乃新婚无几，而老疾已致。父母咨嗟而太息，兄弟抑郁而难言，害我青年志士，误我黄卷名流。或问卜，或求神，岂知作祟为殃，原系闺中少妇。亦请医，亦服药，讵识膏上肓下，即是帐里佳人。追对花而灼灼含愁，抚琴而声声下泪。病已深矣，伤如之何。甚或油干灯熄，竟作黄粱之梦，树倒鸦飞，致悼鼓盆之歌。齐眉安在，偕老已非，与其就死而噬脐无及，何若早思而节欲有方。所贵保身事亲者，思终身伉俪，非半路夫妻，一夜分为数夜，一年留以百年。则元气足而寿命自固，真精合而诞育亦佳。况是我家鸡，何患不常栖于桀。非人野鹜，岂忧其忽怒而飞。匪独不贪门外之花草，抑且不迷枕畔之鸳鸯，则久而有节，节而弥永。此多情为忧疾之媒，而寡欲实养心之要也。故愿默示闺中，保我佳儿佳妇。昭垂当世，戒彼贤子贤孙。非发圣贤之所未发，实言父母之所难言。则宴尔金丹，讵得谓非青年之妙剂哉，又岂独为青年之妙剂哉。

南京有一举人，家甚富，善食肉，每食必数斤，又喜宴客，无日不宰杀。一夕梦城隍谓汝多杀不戒，当令汝变为猪，举人不信，且浪言曰：城隍管甚闲事，猪与鸡鹅鸭等，天付与人杀食者。卒不戒，越半载暴死。既敛，闻棺中有声，启视之，尸已变为猪矣。此事在正德末年，江南士竞传之。颜光衷曰：人尽谓造物生畜养人，不知人亦天地间一物耳。大物吞啖小物，人皆憎恶之。天神之视人，何以异此。必能修真好生，参赞位育，方灵于物。不然，与蠢动何异。贪味嗜杀，假手相啖，一入冥途，则转换不可知矣。至危而可惧，何暇以饮食为事乎。

四会令何泽，性嗜凫雉之属。乡胥里正，皆令供纳。饲养千百，日供烹杀。泽止一儿，怜爱备至。会庖人烹双鸡爨汤方沸，似有鬼物撮儿入镬，亟令援出，已与双鸡俱熟矣。

杨道贯提举两浙，访一异人。坐间，有吏持钱塘尉书至。未开缄，异人曰：得非求荐引乎，渠为五百命讼冤，已不久矣，荐无益也。杨未信，授以牍。后至钱塘，访知果死。惊召吏问曰：尔官好杀生乎？曰：平时不好杀生。数月前，朱太尉嗜鹅鲊，因醃五百头以献。杨深叹悼。

赵素，华亭人，往青浦探亲。夜行舟次，见一人立舟上，视之则亡仆也。惊问之。曰：见役冥司，今追取三人耳。问三人为谁？曰：一湖广人，一则其所探亲也，其第三人不答。又问莫非赵某乎？曰：然。赵大骇。至所探亲门首，则已闻室中哭声矣，益骇甚。促棹归里，复遇仆曰：无怖也。于路见有为君解者，以君合门戒杀故也。及夜吾不至，则免矣。是夕果不至，赵得无恙。

高忠献公家训曰：少杀生命，最可养心，最可惜福。一般皮肉，一般痛苦，但不能言耳。不知其刀俎之间，何等苦恼。我却以日用口腹，人事应酬，略不为彼思量，岂复有仁心乎。供客勿多肴品，兼用素菜，切切为生命算计，稍可省者便省之。省杀一命，于吾心有无限安处。积此仁心慈念，自有无限妙处。

《与善堂保元获命根本说》

木有根则荣，根绝则枯。鱼有水则活，水涸则死。灯有膏则明，膏尽则灭。人有真精，保之则寿，戕之则夭，不异于此。医家明堂图，载肾俞为藏精穴，与心包络相系。上透泥丸髓海，乃人生安身立命之本。一或受伤，其害莫测。每见人家子弟，年方鬓稚，情窦初开，或偷看淫书小说，或同学戏语亵秽，妄生相火，寻求伤生之路。或有婢仆之事，而斲丧真元。或无男女之欢，而暗泄至宝。渐至肢体羸弱，饮食减少，内热、咳嗽、衄血、梦遗、虚劳等症递见。父母惊忧而无措，汤药救治而难痊。一以为先天不足，一以为补养失宜，一以为风寒所感，不知皆由自作之孽。其事隐微，而戕贼其性命者深也。幸知自爱其身，幡然悔悟，万端调治而得痊。然其人早年受伤，终身致病，下元虚冷，而子嗣难育。腰疼腿痛，中年阳痿，目晕头眩，未老先衰。一切劳心用力之事，皆不能任。虽留此躯，亦属何用。何以承先启后，建功立业，而享福寿康宁诸福乎。孔子曰："少之时，血气未定，戒之在色。"夫子弟之致疾多端，咸宜谨慎。独是以少年柔嫩之躯，而为幽独伤生之事，父母不及纠，家人不及觉，师友不及言，而不知害中于膏肓久矣。如木之绝其根也，如鱼之涸其水也，如灯之竭其膏也。虽欲延年益寿，难已。为子弟者，幸自珍惜，爱身即所以孝亲，保身斯可以扬名也。至于成人之后，一犯淫条，显黜功名，隐遭罪谴，更不待言矣。

孙真人卫生歌

静观生

天地之间人为贵,头象天兮足象地。父母遗体宜保之,箕裘五福寿为最。卫生切要知三戒:大怒、大嗔并大醉。三者若还有一焉,须防损失真元气。欲求长生先戒性,火不出兮神自定。木还去火不成灰,人能去性方延命。贪欲无穷亡却精,用心不已走元神。劳形散尽中和气,更仗何能保此身。情若太费费则竭,形若太劳劳则歇。神若太伤伤则虚,气若太损损则绝。世人要识卫生道,喜乐有常嗔怒少。悲哀无极思虑除,因事莫惊去烦恼。春嘘明目夏呵心,秋咽冬吹肺肾宁。四季长呼脾化食,三焦嘻却热难停。发宜多梳气宜敛,齿宜频叩津宜嚥。子欲不死修昆仑,双手揩摩常在面。春月少酸宜食甘,冬天宜苦不宜咸。夏要增辛宜减苦,秋辛可省便加咸。季月少酸甘略戒,自然五脏保平安。若能全减身康健,滋味过多无病难。春寒莫放绵衣薄,夏月汗多须换着。秋冬衣冷渐加添,莫待病生才服药。惟有夏月难调理,内有伏阴忌冰水。瓜桃生冷宜少餐,免致秋来成疟痢。心旺肾衰切宜忌,君子之人守斋戒。常令充实勿空虚,日食须当去油腻。太饱伤神饥伤胃,太渴伤血并伤气。饥餐渴饮勿太过，免致彭亨阏心肺。醉后强饮饱强食，未有此身不生疾。人资饮食以养生，去其甚者将安逸。食后徐行百步多，手摩脐腹食消摩。夜半灵根濯清水，丹田浊气切须呵。饮酒可以陶情性，太饮过多防有病。肺为华盖倘受伤，咳嗽劳神能损命。慎勿将盐去点茶，分明引贼入人家。下焦虚冷令人瘦，伤肾肠脾防病加。坐卧防风来脑后，脑内入风人不寿。更兼醉后卧风中，风才著体成灾咎。雁有序兮犬有义，黑鱼朝北知臣礼。人无礼义反食之，天地水官俱不喜。养体须当节五辛，五辛不节损元神。莫教引动虚阳发，精竭容枯痰病荣。不问在家并在外，若遇迅雷风雨至，急须端肃敬天威，净儿焚香宜少避。恩爱牵缠不自由，利名萦绊几时休。放宽些子自家福，免致中年早白头。顶天立地非容易，饱食暖衣宁不愧。此身无以报洪恩，早晚焚香谢天地。长生不老是如何，胸次和平积善多。惜气惜精兼惜命，请君熟玩《卫生歌》。

长生十法

愿普济者

孝亲得长生法：求木之长者，必固其根本。欲流之远者，必浚其泉源。父母为人之本源，不孝父母，则本伤源竭，而望长生得乎？虞舜大孝，寿至百有十岁。自古孝子，多享大年。孝固不为长生计，而长生亦自得矣。

好生得长生法：《易》曰：天地之大德曰生。孔子云：大德必得其寿。朱子云：天地以生物为事，人念念在好生利济，便是天地了也。弥勒佛云：劝君勤放生，终久自长寿。吕祖师云：汝欲延生须放生，这是循环真道理。又曰：延生生子别无方，戒杀放生而已矣。然则儒释道三教，莫不以好生利济为长寿之征。历观古今，好生而得长寿者，诚如操券，期长生者不从可知乎。

行善得长生法：自古行善，每多增寿。不特传记所载，今世亦尝闻之。盖天道无亲，常与善人也。《感应篇》云：凡人有过，大则夺纪，小则夺算。其过大小，有数百事。欲求长生者，先须避之，则可知为恶之足以促寿，而行善者之必得长生矣。又云：欲求天仙者，当立一千三百善。欲求地仙者，当立三百善。盖所谓积善成德，神明自得。仙且可冀，而况于长生乎。

寡欲得长生法：人生世上，全在精神。多欲，则精神耗散。非特无以长生，且致夭折而不能尽其天年者多矣。古人云，欲寡精神爽，思多气血衰。故求长生者，必当以少思寡欲为紧要门法。而先哲又云绝嗜欲，则知嗜欲之为害最甚。不惟寡之，且当绝之。

勤俭得长生法：古人云：流水不腐，户枢不蠹。民生在勤，勤则精神振作，血脉流通，而疾病自少矣。慧禅师云：阳寿未绝身先亡，多因食尽人间禄。盖人生禄命有限，不节则促，故宜俭。俭则志虑清安，衣食宽裕，而忧患不生矣。疾病少，忧患无，即是长生之法。

卫生得长生法：卫生之法多矣，修养家极意讲求，不胜指述。总之能身心恬淡，气度宽宏，寡思虑，绝嗜欲，慎寒暖，节饮食，动定有当，作息以时，即此数端，已足致寿。勿谓是少，是亦恐有未能耳。

慈和得长生法：光天化日，总是一片慈和之气。慈者，爱之笃也。佛家语：爱念曰慈。佛视一切众生，如家人而爱念之，欲悉令得利益安乐，此谓之慈。然则我以慈而欲人得福，天亦与其福。欲人得禄，天亦与其禄。欲人得寿，天亦与其寿。其应如响，有断然者。和者，气之顺也。吾之气顺，则天地之气亦顺矣。孔子曰："和为贵。"第能以礼节之，则和诚至贵矣。古人云：和气致祥。又曰：命生于和畅。故凡忧郁怒恼等不能节遣，皆非保命之道。须知天地以和生物，人物以和乐天，人能乐天，天自寿之，于长生乎何有。

诚意得长生法：诚意之功，贵乎慎独。独者，人所不知而己所独知之地也。独知之地，最宜谨慎。一起邪念，即为自欺。自欺即欺天，而天卒不可欺。故曾子曰：十目所视，十手所指，其严乎。又曰：富润屋，德润身，心广体胖。故君子必诚其意，盖能诚其意，则德日进而心无愧怍。心无愧怍，则广大宽平而体常舒泰。心宽体泰，非即是长生之道乎。

仁智得长生法：孔子曰：仁者乐山。又曰：仁者静。又曰：仁者寿。

（朱注）仁者安于义理而厚重不迁，有似于山，故乐山。又曰静而有常，故寿，则足征仁之足以致寿矣。哀公问于孔子曰：有智寿乎？孔子曰然。人有三死而非命者，自取之也。居处不理，饮食不节，劳过者，病共杀之。居下而好忤上，嗜欲无餍，求索不止者，刑共杀之。少以敌众，弱以敌强，忿不量力者，兵共杀之。孟子亦尝曰：夭寿不贰，修身以俟之。又曰：知命者不立乎岩墙之下，尽其道而死者，正命也。桎梏死者，非正命也。由斯以谭，则寿不仅在仁而又在智。

念佛得长生法：藏经云：念阿弥佛者，现世消灾保寿。然则念阿弥陀佛，即是念无量寿佛。顾名思义，长生亦自可必得。且不但世寿得以增长，将来往生西方，其寿命亦同彼佛无量无边，则岂非求得长生之最好法门乎。念佛虽专为脱离苦恼，速生极乐世界计，原不必增长世寿。而欲世寿之增长，亦自得随愿。故念佛之利益，诚有不可思议者。惟念此一句万德宏名，必诚必谨，方可有效。他如持诵经咒之人，亦往往获福增寿，则佛法不但利人身后，又可知矣。

佛法究竟，必除四相。所谓四相者，我相、人相、众生相、寿者相也。然则希冀长生，已著寿者相矣，乌乎可？但佛理固以绝相为高，而世法多以长生是望。故未能免俗者，似不妨养生保寿，为立命之基，以驯至乎究竟耳。爰引三教格言，谬加评论，略得十则，曰长生十法，乐与同志共勉之。窃以依此修为，当自无求不得。圣贤仙佛，且可冀及，岂特长生而已哉。民国二十三年四月十日，愿普济者识。

良方汇志

内痔立效方

白果四两，黑木耳二两，用大肠头（无猪肠，羊肠亦可用）炖熟。吃二三次即愈。

外痔立效方

盐八两，炒热，用布袋两只分装。趁热掉换坐垫，即愈。

吐血立愈方

白芨四两，橘红一两，研末。用杏仁五钱，煎汤半杯冲服，二三次即愈。

戒洋烟最灵验最简便方　　广东张许元

甘草末一两，生盐四两，炒热研末，二味和匀。每次开灯吃烟时，先服五分，用清茶送下。服至十日左右，自然烟瘾减少，精神如常。倘有身体瘦弱者，精神困倦，即用鸡蛋加蜜糖蒸服。食十次左右，即精神如常，百病不生。如将此甘草热盐二味之散，服至月余，其服将完，必闻烟无味，吹烟即呕。广东方面，经验多人，真正可为第一良方也。倘若烟瘾过深，再配合此散，如法加服，无有不断瘾者也。

专治吸食吗啡白面红丸（即海洛因）等毒物仙方　　孟子英

杨金花三钱，川椒三钱，松罗茶二钱，甘草二钱，将上药水煎服。（服药不拘时间，不用复渣。）服后稍待一时，人即如醉如痴如梦。或见山水人物，或见虎狼蛇蝎，及其他奇形怪状等物。或饮食不知，与之食则食，与之饮则饮。如此二三日，或四五日，至多七日，即复原状。复原状后，不但吗啡、白面、红丸不能吸，即纸烟、水烟、旱烟，亦不能吸矣。烟即不吸，脾胃健壮，饮食增进，人亦康强。此方鄙人亲见治愈百余人，放心服之，绝无危险。乐善同人，及新闻界广为流传，功德无量矣。

妇科种子灵验方　薛冬柏

熟地五钱，萸肉二钱，山药三钱，丹皮一钱五分，茯苓三钱，泽泻二钱，覆盆子三钱，枸杞子三钱，菟丝子三钱，北五味一钱五分，制附子五分。

凡妇人未经生育者，将此方连服三十帖。再停一个月，又四五帖。候经期净后一二日内行房，必定受孕。屡试屡验云。

止血补伤方　古韩李退思

生白附子十二两，白芷、天麻、生南星、防风、羌活各一两

以上六味共研细末。凡遇伤者，就破处敷上。重者用黄酒浸服数钱，青肿者水调敷之，一切破烂皆可，敷之即愈。

右方见《竹叶亭杂记》，及《归田琐记》，先曾祖及先祖前后官，浙必预制此药。遇有重大殴伤案，用此药可以救两命。先祖母在时，亦常备此药，以救邻里斗殴重伤者。惟药甚平常，人多忽之。爰投登报端，望官绅善士注意焉。

夏维宗医师小儿免痘仙方　薛冬柏

酒润大黄五分,当归头五分,生甘草一分,去皮打碎桃仁五枚,红花三分。

右药五味,用水一杯,煎至半杯。用新棉花浸药汁,挤儿口内,令吃下为是。须在落地六小时内服完,迟则无效。服药后,须饿一日,能下毒血,如黑漆胶痰。候瘀血解尽,方可吃乳,即可免痘。此方灵验异常,向时甚秘,今特登报以公同好,愿得者珍之。

专治红痢白痢神效八厘散丹方　汪友松

硼砂(要白如雪者)三钱,辰砂二钱,木香二钱,丁香二钱,沉香二钱,当归二钱,甘草二钱,生军二钱,巴豆霜一钱,共药九味。俱不要见火,各味共研细末,磁瓶收贮,不要泄气。凡患痢疾者,只用八厘,用开水吞下,即下大便而愈。重者,再用八厘,无不全愈。此方愈人无数,效验如神。此药一料,可济百余人,所费不过银洋几角,倘乐善诸君合备施送,则功德真无量矣。

救小儿急惊风神方

僵蚕三条,藤黄七分,青黛七分,川连一钱,全蝎三只。

右药五味,打成细末。天泉水煎熟为糊,再用追风膏药一张盖药,其上留一小孔。另用梅花冰片一分,麝香(顶好者)一分,作为药心,趁热贴在儿脐上,用绸扎住。不满半时,儿腹响动,随下大便,惊风立退。其药膏须待十二周时(即一日夜),方可揭去。

另用上海中国济生会虔制施送之急救保安解毒神丹,亦极灵验。此丹可治小儿急惊风。牙关紧闭不能服药者,用此研末吹入鼻孔即醒,再用一二丸调灌。如系慢惊,万不可用,慎之。

治小儿慢惊风神方

全蝎九只,僵蚕九条,麝香(顶好者)一分半,真朱砂三分,大梅冰片三分。

上药五味,研成极细末。用糖蜜少许,拌做成饼。再用鸡蛋一个,(不用油)放在镬内,煎成荷包蛋式。乘蛋温热,将药饼放在小儿肚脐眼上,再将荷包蛋放在药饼上面,用布条扎住,扎两小时解去。倘小孩腹内有响声,或有大便解下,即效验之证。倘贴此药饼,依时解下时,不见动静。可再用一鸡蛋,照旧煎成荷包蛋式,将原药饼仍照前法,贴扎脐上,隔两小时解下,无不立获奇效。倘症过重,宜再买药末一服,如法贴扎,仍隔两小时解下。

按上列二方,救活小孩,已难数计。起死回生,确有神效。用特刊登本报广布,以告病家,阅报诸君,如能转辗刊送,更属功德无量。

又按用后方治愈慢惊风者,亦已十余起,真治慢惊良方。惟贴药见效后,仍须延医调理。

治吐血灵方

全当归二钱,茅草根一两足,藕节三钱,佛手干一钱半,川芎二钱,桔梗一钱,杭白芍一钱,茜草二钱,炙甘草一钱,代赭石三钱,红花八分本色,元胡一钱四分,旋覆花一长布包,云苓一钱八分,另加童便一杯冲服。

此方不论新旧吐血,应效如神。但服后不宜动作,务必静养数天,方可除根。最忌迁怒动气。

济世仙丹之灵效　　戚长裕

济世仙丹,夏秋间妙品也,敝处自得此方之后,集资修合,分送已三年矣。此三年内,服此丹而愈恶疾者,指不胜屈。近更有农人岑某,在田头做工,忽患痧症。同事者负之而归,其病状胸腹绞痛,口开流涎,舌垂口外数寸,大小便流血,真危症也。当请医诊治,以及针拉等法,均未见效。延至次日,医者束手,以为死像已现,殊难救治。且云举命之时,已不远矣。时其婶母徐氏在旁,因有备存济世仙丹二瓶,当令服一瓶。越一句钟,病略见和平,尚少起色。即令再服一瓶,并用此药点眼,迨药至眼角,眼中非常难过,遍身大汗。从此口亦闭,舌亦缩,百病全失,惟体力疲倦。后调养三天,仍能做工。此真可谓救急之仙丹也。但此药之价,亦不甚贵。如敝处所合一千八百余瓶,只费洋三十四元之谱,连瓶价亦在内。如此方便济人之事,何乐而不为哉? 近日烈炎当空,暑气逼人,此种危症,时有所闻。务望海内同仁,赶速修合施送,则功德无量也。

近有一种病起，初头昏，或头痛，或肚痛，四肢发冷，一小时即昏，此药最灵。

明雄五钱水飞净，火硝四钱，净白芷一钱，枯矾一两，牙皂五钱，北辛四钱，菖蒲五钱，地胡椒（即鹅不食草）三钱，丁香三钱，荜菝三钱，苍术五钱，水片七分，麝香三分。

右药共研细末，过筛。用磁瓶装好，切勿泄气。能聚真阳不散，御真阴不亡，有起死回生之功。遇痧症暴死，阴阳脱缩，阴寒证，胸腹积滞，寒疹，恶心翻胃，霍乱吐泻，气痛，血痛，鼻塞头痛，中风中痰，风痛痫疾，山岚瘴气，天行瘟疫，牙关紧闭，人事不知，以及四时不正之气，一切急病，不分男女老幼，用此丹。法以男左女右，点入大眼角内，药到眼角，性至命门。病重者可多点一二次，用姜汤送下五七厘更佳。或吹入鼻孔，成用少许填入脐眼内，外用暖脐膏封贴，其功不可尽述，奇效也神也。

龙隐长老传示原应祖师救饥丸方

白茯苓二两，白芷二两，白菊花二两，松叶二两，柏叶二两。以上五味共为细末，炼蜜为丸，如黄豆大。每服饭后用白开水送下十丸，可保百日不饥。再饭后十丸，永不饥矣。常饮白开水，不可饮茶汤及米汤菜汤。如欲服饭，则须先以茶汤或米汤菜汤解之。

节 饮

录《人生必读》

唐彪曰：余见有酷嗜酒者，见酒则口噤不能言，或有问不能答。饮数卮后，始能发言。又有见酒即手颤不已者，饮数碗余，始不动。何嗜酒成癖如是。余谓嗜酒而量窄者，不必言矣。若量宏者，当渐减之。不减则有三害：费钱多，则财不给，一也。沉湎纵饮，必废正事，二也。多饮成疾，必减天年，三也。故宜渐减之。其法每十日减一小杯，减至一年，可止饮数杯。至饮数杯，不必再减。盖数杯之酒，所费无多，贫者亦能给，又不至废事招疾也。所虑者，已减去后，或赴席为他人相强，渐渐加多，仍不能减，势必然也。然人安能终身不赴席？赴席当明告主人以节饮之故，主人与席间客，谅必听焉，此妙法也。余见少年狂饮而死者三人，一堂弟，一族叔，一表亲。三人每至席间，喜行严令，大杯不释手。至中年，皆病肺痈肺痿，吐脓血而殁。余又见家资饶裕，嗜酒不节，日与酒徒沉酣者三人。一族伯祖，一妻党，一远亲，后皆田庐鬻尽，衣食不给，同于乞人，大为人轻贱。酒之害人如此，不可不知渐减之法也。先哲云："病以酒致，神以酒伤。仪以酒失，事以酒忘。家以酒耗，言以酒狂。怒以酒发，祸以酒倡。与其既醉而后悔，孰若未醉而先防。"《警枕篇》云：肝膈吐于沉酣，戈矛生于杯斝。绳检弛于淋漓，几务隳于酩酊。旨酒真可恶哉。

蔡文忠公饮量过人，太夫人忧之。至亲贾存道讽以诗曰："圣君恩重龙头宠，慈母年高鹤发垂。君宠母恩俱未报，酒如成病悔何追？"文忠得诗，即制为限量，每饮不过十小杯。

王肃赴人宴，人或强以酒，必退席却避，称父戒以拒之。常语人曰：主人宴客，视客有酒容，已是半醉，即宜撤酒进饭。若使尽醉，非敬客，乃害客也。

邴原善饮，以荒时废事耗财招祸。刻意减之，每饮止数钟。

唐彪曰：世俗饮酒，往往呼卢征令。穷极严巧，强人狂乐。自为得意，而不知其愚之至也。今试列言其弊：狼籍酒浆，东倾西洒，不思粒米皆从血汗而来，点酒亦须银钱沽觅。轻贱如此，必为造物所不容，一也。席间争论不休，如同斗殴，令人厌听，二也。虐人至吐，污秽难堪，三也。酒能发火，带醉入房，伤气耗精，四也。醉后语言乖戾，举止轻狂，败度越礼，五也。次日满闷吞酸，不能早起，六也。遇酒狂之人，彼此使酒骂座，妄生是非，七也。暑则侍席者汗沾四体，寒则服役者足如寒冰，主东厨人，等待既久，厌劳烦苦，八也。一饮而八弊随焉，吾愿人之切戒乎此也。

刘少卿《赞育广生汤》

顶上炙棉芪二钱五分，顶上潞党参三钱，怀牛膝二钱，茯苓三钱，酒洗全当归四钱，酒白芍二钱，陈皮七分，砂仁拌大熟地四钱，川芎一钱五分，炙草八分，炒枳壳一钱。

此方专保胎产，功能生血益气，撑脊扶腰，宽胸顺胎，补神通滞。未产时保胎滋血，临盆时助力催生。凡孕妇身素弱者，有胎三月，即可服一帖。六七月上每月二帖，至临月可多服。临盆时则二帖并煎，频作茶饮，以儿生下为度。惟儿一生下，即半点不可入口，切记切记。若孕妇身壮者，三四月上服一帖。以后或每月一帖，或二月一帖。但临盆时即极壮之人亦须多服。因产时气血大下无不虚者，而此药补中有行。行中能补，故能保胎安胎，而又能顺胎催胎。既使产妇力足易生，不用催追，并保产后全无惊风血虚寒热等症。且妇女惯小产者，有胎二月即服二帖，决不小产。或误闪挫伤胎血下不止，急并二帖连服安卧，即保胎安。或平时未服此方，临产难生，急多服此方。不乱动手，亦保母子两全，分身无苦。刘公少卿研得此方数十余年，遍传亲友，无不神效。家家照服，子孙皆蕃。故敢广传，以期遂生普济。慎疑方中牛膝、川芎、丹参不敢轻服，或轻改易。此方之妙，灵应无穷,正在此也。至嘱至嘱,若能刊布,功德无量。

　　按此方冬柏亦曾传送多人,服者云:果然有效。因此登诸《慈善汇报》以公诸世。薛冬柏谨启

金刚藤粉为疗饥之上品

湖南　彭延衡

　　甲戌大旱成灾，人民乏食，饿毙者逐日加多，正若无法赈救。今春，湘乡同人朱君廷宣、萧君复初来舍。据称去岁奇荒，友人王淮裕面述衡山地方有某人窘甚，欲觅毒草自尽。忽见一老人谓曰：何不服金刚藤粉？挖此藤蔸，可切薄片，煮二次。去水留片，用清水漂净。天寒可漂一天，天热只漂半天，即可捣碎成粉，用细筛筛过，和米粉一半，或三分之一均可。用时加油盐少许，煮成稀粥，或作巴饼。随量食之，尽好充饥。语竟，老人忽不见。某人疑信参半，故意试之。一面转述于亲信者，同时果获奇效云云。查《本草》载金刚藤，又名土菱角，俗名风藤，可作手圈。（叶形大如掌板，甚厚，放绿油光。藤上有倒刺，藤蔸似土茯苓。）能祛风湿，健脾胃，又解山岚瘴气。各处多有，因如法采食，味颇甘美，又觉有收敛性，兼滋补之益等语。遂派人试办，食之可口，自是疗饥之上品也。兹将金刚藤模样附绘于后。

　　编者按：近数十年来刀兵水火，继以去岁之大旱，非特粮食断绝地方，不堪言状，即有五谷可买之区域，而人民十室九空，一贫如洗。佥谓在十年前，米粮虽贵，然种种工作生活，俱易寻觅，每天每人最少可得五角以上之赚钱。今则谋一二角之出息，亦甚为难。虽有各界慈善家之设施，不无小补，究属杯水车薪，不能保全生计。因此不得不别寻食料，以充饥肠。于是树皮草根等类，皆必采为食料。特是一经中毒，则图延生者，又未免自促其生。如三月十八日时报载苏省高淳县灾民近千人，因乏食误进石面，全遭破肠惨毙，言之曷胜怜悯。兹湘省彭君等所传之金刚藤粉，既有《本草》可证，又属屡经实验，似较稳妥，故特登之，以备采择。然取之者，务宜认真。并须如法漂制成粉，再用以调和米粉，方可充饥。尚望注意及之。

　　静观生甲戌年尝患牙痛，其原因在于应酬多而饮食杂进。卒以节食及加紧静坐，凡两月而全愈。方其病甚时，竟至不能食粥。同事多劝就医，余以草木之功，决不及静养之有效，故始终未尝进药。且其病也，多食则剧，少食则小愈。是其病焉，正可以诏吾之节食，故不仅不足为虑，反足感谢成全节食之美德。以此自勉，而病卒以得瘥。齿病为人所常有，其病因大抵相同，故以身亲经历之情形，为同病者告焉。齿为肾之余，齿之病，肾之衰也。齿主磨嚼食物，齿败则食物未经细嚼，即须咽下。易言之，脾胃即须加重工作。结果脾胃之力，亦渐衰弱。昔贤慎饮食，节嗜欲，齿有终身不败者。北方食物粗俗，少油腻厚味之菜，齿龄亦比较久长。南人好讲求食物，而齿败亦较早。当世阔人，食非精美之品，竟难举箸。遂有甫及弱冠之人，而已镶有假齿矣。盖冷暖杂进，则伤齿。浓味多进，则伤胃。舌尖刹那之愉快，致齿牙受无穷之损害，虽至愚亦必以为无算。然世人快意大嚼时，岂复措意及此。而牙医之生涯，乃得其门如市。牙医之幸运，实就医者之至不幸也。

世人于衣食住三端，方在急急讲求，然迄无圆满解决方法。良以解决之法，都在物财方面着想。故愈讲求，愈入迷途。兹请言三教衣食住之言行，俾知根本大源之所在，或亦有裨于事实乎。

儒经曰：君子居无求安，食无求饱，此为君子之解决食住两端。至衣则夫子尝以子路之衣敝缊袍，与衣狐貉者立而不耻为美德。故陋巷箪食不足忧，丰衣美食多惭德。又曰：饮食之人，人皆贱之。可知人之所以为人，专在饮食居住上讲求，便是下贱之行矣。

人惟精神上之快乐，最为无上之快乐。所谓清风明月，不用一钱买。天地之有清风明月，人之所可同乐。然在同一清风明月之下，富贵中人，未必人人以为可乐，贫贱中人未必人人以为不可乐。其可乐者，愉快之情，可贱黄金而骄王侯。其不可乐者，富与贵固无可如何也。故解决人生问题，当在精神上求，不当在物质上求也。

若释道两教之言衣食住，更觉简单。释称贫僧，道称贫道。以贫自安，即就贫境以解决衣食住，一切繁华，不足动其心志。而超脱尘凡，即于此立其基矣。道曰化缘，释曰化斋，其募化之义，为破人悭吝，成就功德。以此善念，而动遭叱斥，则于炼性之道。非有极大用力，不能跻也。此释道两氏之解决食字法门。至衣则以百衲为主。一衣而百衲，则耐用当在二十年以上，费用不足言矣。若言住则随遇而安，穴居野处，视同华厦。而住宿问题，更于无所解决之中，而得大自然之解决。此固非二氏通俗之徒所能做到，然真修者，视在为必经之途也。盖能于衣食住三者，得无所罣碍，心境自能无往不泰。心无罣碍，常乐我净。于二氏之学，亦庶几矣。此释道二氏之解决衣食住也。或谓释道之精持，非尽人所能。富贵之家，亦何必自苦太甚？曰：世风转移，全在富贵者树立准则。而庶民乃能群趋于道，相安于仁，儒经修齐治平，皆自正身始。所谓其身不正，未有能正人者。《论语》子曰："禹吾无间然矣。菲饮食，而致孝乎鬼神。恶衣服，而致美乎黻冕。卑宫室，而尽力乎沟洫。禹吾无间然矣。"富有四海，贵为天子，衣食住之解决方法，如是而已。希圣希贤者，其知所免乎。

用电木碗匙注意

录《新闻报》

不能盛放酸类

现在市上电木碗，差不多已经成为了一种普遍的食物用具了。真的，既不易跌碎，而又经济美观，小巧玲珑，携带便利，所以一般人便乐于购置。然而不知道一用得不得当，便会送掉性命。电木是非金属，故别国原是用来作洋伞柄、钮扣、自来水笔管等。制成碗匙，那是咱中国人的新发明。电木原料是蚁蛭（Formaldehyde）与石炭酸（Carbolicacid）混合成浆，干燥后凝结即成。用来盛食，原不打紧。但一遇酸类，便分解起了作用，毒质即发生。譬如你一时高兴，醋溜黄鱼、糖醋排骨，大吃其醋（指用电木食皿者）。饭吃四碗，其味何如？一命呜呼。这种事报上亦见过了。所以劝用电木碗匙的诸位注意。末后声明，我不是磁器铺亲戚，亦不是电木厂的冤家。只是听到老师这般说，来告诉给不知道的人罢了。

编者按：现在是提倡科学化、物质文明时代。所以食品的新花样，与器用的新花样，同时并进。说起来翻出许多新食品，与许多新器用，都是供养人生的。那么多出一种食物，或一种用物，就是社会上的人，多出一种养生的好处了。但是一物有一物的好处，一物就有一物的坏处。譬如民非水火不生活，水火可以活人，水火又可以杀人的。如此说来，吾人对于食品用品，就不能不加以审慎了。论起来守常的人，可无甚关系。若是喜好新奇的人，就容易发生问题了。况值此花花世界，就是守常的人，也难免偶然感触。即如电木碗匙等器物，市上充斥，不说自己要买，或由店家作为赠品，或由朋友作为礼物，谁来介意。一经误用，发起病来，都说是外感。吃得他的亏，自己还不晓得，这真是冤哉枉也！虽报上另有人来解释，说是电木食具，无碍卫生。但是生命所关，总以谨守常道为要。不可趋于新奇方面，无论食物用物，能够谨守其常，就要少了好多事情呢。况且据上文说来，电木料内有蚁蛭等物，多伤物命，尤非好生家所宜用了。

身体要健康

录《新闻报》附刊《笳音》

《论语》中有的说，工欲善其事，必先利其器。这句话的意思不需要我来解释，我相信大家都明白的。由于这句话引起了我对于青年人的体格健康问题。我认为一个青年人想在社会上做伟大的事业，第一个条件，就先要有健康的体魄。有了健康的体魄，然后才有健康的精神与健康的意志。这正如先利其器同一样的道理。试问一个青年人体格虚弱，精神颓废，还想做什么事业呢？自己本身问题，能够解决，算是很可以了。因为假如一个人身体不健康，精神一定不好。精神不好，就不能担当大事了。所以我常常对一般年青朋友说，一个人贫穷不要怕，困难不要怕，人们的白眼也不要怕，最可怕的就是自己的身体不健康了。因为贫穷困难，都可以用努力去克服它，去打倒它。可是如果是自己的身体不健康的话，就算努力也不可能了。

朋友们记着，先要有健全的体魄，然后才有健全的事业。可是我们怎样才能把身体健康起来呢？问题就在这里了。我们要晓得，假如一人的身体按照自然规律生活下去，一定是健康的。然而社会上偏有许多身体虚弱的青年，这是什么道理呢？我认为全是自己不按照自然的规律摧残了自己。所以我觉得每个虚弱的青年，要把自己的身体健康起来，都应当注意下面三个要点：

第一点要绝对禁绝淫念淫事。淫之为害，有甚于鸦片。据古人说，暗里教君骨髓枯。你想，这是怎样利害的了。而许多青年偏不知道这利害，间或有明知故犯者。我可以断言，一百个好淫的人，就一百个的身体不健康。其次应一并提及的，就是我国有一般父兄家长，从不敢在子弟面前提及或劝说淫的利害处。认为说到淫这件事，是一件不名誉的事情。这也是错误的。应当在子弟正当发育的时候，就先要说明这种利害，灌入他脑海里去，使其以后有所警惕，不敢摧残自己的身体。这才是正当的办法。

第二点，是注意饮食起居。饮食要节制，要注意卫生，切不要乱食什物。起居要规则，不要今七时起床，明天又十时起床。今晚九时就寝，明晚又十二时就寝。假如长此以往，是有碍身体健康的。最紧要的还是饮食，我曾看见过许多本来身体好的人，因为饮食不注意，任意吃东西，结果把身体弄坏了。要知身体受了损，是很不容易恢复的。第三点，是要注意运动。一个虚弱的身体，如果常注意于运动，也可以渐渐使身体健康起来的。运动不一定要在操场上，或在公共体育场上。即是自己的房间，也可以运动。这就是说自己就寝前或在起床后，应有十分钟或二十分钟的柔软体操，就够了。

我的身体以前也不十分好，后来自己一心一意留心身体的健康，到今天不知不觉地竟好起来了。夸大一点说，我此刻的身体，真像一条不怕风雨霜雪的铁牛了。

注意火酒搀水

《新闻报》附刊 小旅客

查火酒搀水,混充饮料。行政院于二十一年九月,曾经通令,以火酒搀水混充饮料者,处五等有期徒刑六月。近本市两月来,因上海酒精厂林立,贬价出售。自每加仑一元六角,跌至每加仑九角五分,竟甩百分之四十。以致一般奸商,因大利所在,均以火酒搀水,欺瞒顾客。实有关乎商业道德,且碍卫生。爰为本刊读者告,并希本市市政当局及各界特别注意。①火酒搀水混充饮料,有碍卫生。进嘴时觉麻辣性,饮之直奔脑部,可使头昏喉燥,久饮伤肺。最近数日前,俄妇因饮原质火酒,立即毙命,可为明证。②火酒本为燃料,及工业用品。希望税务署与苏浙皖统税局,严订火酒取缔搀水混充饮料罚则。为有效制止,方为妥当。因行政院一纸通令,处五等有期徒刑六月,不足以寒奸商之胆。③奸商据闻均在租界租屋为栈,秘密以火酒搀水,再分售市上,希望租界当局,严厉取缔。

编者按:余每见人饮烧酒,即劝以格外留心火酒所化之烧酒,并告以最好是改去烧酒,更饮绍酒。庶免于无意中，受彼火酒之毒害，盖就余所见所闻，因嗜饮烧酒，或面发紫泡，或全部齿缝出血，或肚腹胀肿等等病状而丧命者，已有数人。其未经余见闻者，又不知有若干人也。虽上云火酒所化饮料，有点麻辣性，然余闻有人云，火酒所化饮料，若经手段高妙之改造，其香味更足饶人嗜好者。故一见人饮烧酒，就要提起警戒耳。

治刀伤止血

《新闻报》附刊　怀霖

　　用橡皮膏治刀伤，差不多成为很普通的习惯了。因为橡皮膏在任何药房都买得到，价也不贵，取用便利，治刀伤很有效验。然而很容易使伤口溃烂。因这橡皮膏的组织，是纯粹的黏质，没有其他药物。只有黏物的功用，而并没有任何药力作用。倘使割破了或擦伤了微细血管，贴上橡皮膏，是很有效验，两三天就见功效。伤的是细血管，所以没有多量的血，不必用止血药，这血自己会止的。贴上橡皮膏，是保护这已伤的皮肤。过几天这皮肤恢复原状，刀伤就好了。用橡皮膏，不过是一种保护作用。若是伤的是大血管，那么这橡皮膏是没有用的。用橡皮膏治刀伤，还有一种弊病。因为橡皮膏是很缜密的，不透空气，贴在皮肤上，要阻碍皮肤汗毛孔的排泄，使排泄物不能化到空气里去，酝酿而起了腐化，而使伤口要溃烂了。所以用橡皮膏治刀伤，很容易使伤口溃烂的，是不十分妥当的。现在我把几个治刀伤妥当的方法，写在下面。

　　凡被刀伤或擦伤，先要按住伤口，不使被风和污秽侵入。因为伤口吹了风，要成破伤风症，是很危险的。伤口被污秽侵入，要起腐化而溃烂的，所以先要注意这点，然后用清洁白布，最好用消毒纱布，把伤口扎住。用布类扎，是能够吸收水分和透空气的，不致使伤口溃烂。倘血出不止，急用下列的药止血。

　　　乌鲗骨粉。（是乌鲗鱼的脊骨晒干后碾的粉。）
　　　芦粟霜。（是夏天吃的芦粟，皮上所刮下的白霜。）
　　（以上二物，有人家收藏备用的。）
　　　藕节炭末。（中药铺买。）
　　　蒲黄炭末。（中药铺买。）

　　以上四种，任何一种，就便取用。掺伤口上，立即止血。倘所伤的是大动脉管，大量血出不止的，急用下列两种药止血。

　　　花龙骨末，（中药铺买。）　参三七末。（中药铺买。）

　　任择一种，掺疮口上，立即止血。血止后，再用纱布扎住。过几天，这伤口就渐渐地好了。
　　这六种药，治刀伤，止血，是很有效验的。最好在平时预备一二种，以便临时取用。

养生座右铭

逸　民

人之幸福，心神快乐为上，资财次之。（德谚）

无病之身，不知其乐也。病生，始知无病之乐。（史撂臣）

节食优于医生之诊治。（英谚）

寒暖无失适，饥饱无失平。（董仲舒）

忿怒时，要耐得过。嗜欲生，要忍得过。（吕近溪）

早起有无限安处，于夏日尤宜。（申涵光）

饭后走数千步，是养生之家一秘诀。（曾文正公）

经验方

四明柳良材

治小儿走马牙疳方（此症中外医生每难施治）

鲜酸酸草一撮，捣汁，用以调最上梅花冰片末，搽于患处即愈。

戒鸦片烟良方

鲜棉花梗二斤四两，放罐内，用水平满。煎约一炉半炭火，过笼去梗，再将此汁煎冬虫夏草。

冬虫夏草四两，放入棉梗汁内。煎好过笼，又将此汁煎食盐。

食盐一两，放入冬虫夏草汁内。煎好过笼，复将此汁煎鸦片烟灰。

鸦片烟灰一两，放入前汁内。煎至约近三斤许，过笼，候冷，装入有盖玻璃瓶内待用。

第一次在瘾前一小时，将汁炖热饮之。以后每在瘾来时（即要吃烟时）炖热照饮，惟备饮时，须将玻璃瓶摇动。

在第一次饮时，先饮一小酒杯，以后逐渐增加须觉微醉时为止。

药瓶内，每倾出一杯或杯余药汁时，即须加入冷开水一杯或杯余，应照量补之。

对稽验火酒搀水的异议

录《新闻报》附刊

其一

火酒搀水，吃了有害身体康健，附刊已经有人说过。可是五月一日，关君所说的"如何稽验火酒搀水"的方法，老酒鬼读了以为不大对。关君所说稽验方法，是"取所购之饮料一杯，若于火酒搀水混充者，用火点之，即能燃烧。待火熄后，取余质试饮之，则已淡而无味。因为火酒是一种燃料，混充之饮料经火燃烧后，火酒已烧去。所剩留者，都是不能燃烧之清水。"

但我们要知道，酒类除了绍兴花雕之外，凡是牛庄高粱、洋河高粱、天津高粱、山西汾酒、横申、北申等，高粱烧酒的酒，没有烧不着的。普通酒店酱园所卖的酒，虽非原货，经其以酒或水合和，成普通烧酒了，但也烧得着。不过好的，火力旺。次的，火力微罢了。并且无论顶上的高粱，你倒在桌上烧，也烧不干净，普通的烧酒是不必说了。因为好的酒，九九归原，也含有水分在内，所以烧不干的。（火酒搀水的酒。自然也烧不干。）关君所说的方法，就根本没用。

写到这里，我要请读者特别注意，就是关君所说的"待火熄后，取余质试饮之，则已淡而无味"的话。要提出反对，大声疾呼："切不可饮。"因为这直接烧过的东西，不论是真正的烧酒，或火酒搀水的酒，都含有多量的"火毒"在内。一经饮下，所受的毒害，恐更比火酒搀水剧烈。

据我所知道，试验火酒搀水方法，是把酒倒在桌上，剧火燃烧。如果是火酒搀水，它的火头，是剧烈直上，稍稍带有绿色。更有一种说臭不臭的特殊气味，很是难受。真的烧酒，就没有这种情形，不过外行人是多数看不懂的。再如果火酒搀水的酒饮了以后，喉咙发生暴燥，口内特别干渴，怪不适意。饮酒的人大概都知道的，真的烧酒，饮起来非但和下顺口，就是饮后，也决没有这种毛病。

最后我还得忠告读者，和饮酒朋友几句话。你们如果要买没有火酒搀水的酒，可买上等的高粱。价钱尽可贵一点，不要计论。如果要价贱货好，一味贪便宜，那就"羊毛出在羊身上"，不能"保险"了。最好可饮绍兴花雕、竹叶青，因为它是"不能搀火酒卖的。"（老酒鬼）

其二

查火酒一物，固然是燃料，而能燃烧。他的原料，就是玉蜀黍蒸发的汽体。但是市上所售之洋河高粱、山西汾酒，以及吾邑农户取米谷和麦类的残余，加以曲蘖用锡笼蒸馏，便成烧酒，为农家的副业，亦是纯良的饮料。这几种烧酒，用火燃之，未尝不能燃烧。因为他都有磷质在内。假使顾客鉴别时，如法试验燃烧，以为火酒，而扭向附近警局治罪，那么岂非冤枉。在这里我们不能不另谋鉴别的方法，其实真则是真，假的究属有一种特殊的气味。只要凭三寸不烂

之舌和嗅觉的辨别，也可以知道他的真伪了。（植耘）

编者按：现在人心不古，达于极点。只顾自己赚钱，不顾人家性命。而好饮之人，又多是模模糊糊。只要触到鼻里，有了酒气，喝到嘴里，有了酒味，不管是什么火酒搀水，都可混过。尤其是价钱普通公道，适合社会好饮者之需要。若说贵一点，彼不可一日无此君者，非皆饶于资斧，决难办到。况据自相攻击之商家，说起白兰地，都有用火酒化成。虽云饮了以后，喉咙要发燥，口里要发干，或燃烧时，有一种特殊气味。但是要做此等买卖，就有许多推销方法，防不胜防，最好是不去饮他。或改饮黄酒，免得生命上不知不觉受了浸润之亏。万一不能戒绝，或更换，亦须查得确确实实。是各种粮食蒸发的汽体饮料，方可下喉。口腹事小，生命事大。不要为了口味，冤冤枉枉，将我父母遗体，如此牺牲。

附:中药计量新旧对照换算

重量换算

1. 市制(十六进制)旧制单位与法定计量单位的换算

    1 厘＝0.03125 克　　　　　1 分＝0.3125 克

    1 钱＝3.125 克　　　　　　1 两＝31.25 克

2. 东汉重量单位与法定计量单位的换算

    1 两＝6.264 克　　　　　　1 斤＝99.25 克

注:换算时的尾数可以舍去

特别说明

为了更好地保留历史中医文献,我们特编辑整理了这套"上海图书馆馆藏拂尘·民国中医文献"丛书。在图书出版前,我们已尽力联络相关权益人。若您在看到本书时还没有收到样书和稿酬,烦请及时和我们联系。感谢您的理解和支持!

联系电话:021-54051883,021-54035927